La tortura y el torturador

Perfiles psiquiátricos de agentes de la DINA

Rodrigo Dresdner

Lom
PALABRA DE LA LENGUA
YÁMANA QUE SIGNIFICA
Sol

Dresdner Cid, Rodrigo Felipe
La tortura y el torturador: Perfiles psiquiátricos de agentes de la DINA [texto impreso] / Rodrigo Felipe Dresdner Cid.
–1ª ed.– Santiago, 2023.
202 p.; 14 x 21,5 cm. (Colección Ciencias Sociales y Humanas)

ISBN: 978-956-00-1676-8

1. Dirección de Inteligencia Nacional (DINA)
2. Torturadores aspectos psicológicos – Chile I. Título. II. Serie.

DEWEY : 364.15230983.–cdd 21
CUTTER : D773t

FUENTE: Agencia Catalográfica Chilena

Primera edición, marzo de 2023
Impreso en 1.000 ejemplares
ISBN: 978-956-00-1676-8
RPI: 2023-A-772

Todas las publicaciones del área de Ciencias Sociales y Humanas de LOM ediciones han sido sometidas a referato externo.

EDICIÓN, DISEÑO Y DIAGRAMACIÓN
LOM ediciones. Concha y Toro 23, Santiago
TELÉFONO: (56–2) 2860 6800
lom@lom.cl | www.lom.cl

DISEÑO DE COLECCIÓN Estudio Navaja
Tipografía: *Karmina*

IMPRESO EN LOS TALLERES DE GRÁFICA LOM
Miguel de Atero 2888, Quinta Normal
Santiago de Chile

La tortura y el torturador

Perfiles psiquiátricos de agentes de la DINA

Rodrigo Dresdner

Derechos Humanos | CIENCIAS SOCIALES Y HUMANAS

LOM
EDICIONES

Índice

A mis padres, inquietos científicos que me enseñaron a interesarme, a pensar dos veces y a cuestionarme los fenómenos de la realidad. Y a mi esposa, por el apoyo, la paciencia y los tiempos concedidos para este ejercicio intelectual.

Soy una reina entre los esbirros; purgo a quien está manchado y mancho a quien no está manchado; soy considerada necesaria para conocer la verdad y nadie cree en lo que se dice por obra mía; los robustos encuentran en mí la salud, los débiles la ruina; las naciones cultas no se han servido de mí: mi imperio nació en los tiempos de las tinieblas; mi dominio no está fundado sobre las leyes, sino sobre las opiniones de algunos particulares.

(Curiosa adivinanza acerca de la tortura, que data del año 1764)

Estigmatizada, suprimida en las leyes, punido su uso, negada su aplicación, pervive en los hechos por la inercia y comodidad que domina a los encargados de investigar y descubrir los delitos para la satisfacción de su agresividad y de su sadismo.

Manuel de Rivacoba y Rivacoba, 1977

...todo acto por el cual se haya infligido intencionadamente a una persona dolores y sufrimientos graves, ya sean físicos o mentales con el fin de obtener de ella o de un tercero, información o una confesión, castigarla por un acto que haya cometido o se sospeche que ha cometido, intimidar o coaccionar a una persona u otras, anular su personalidad o disminuir su capacidad física o mental, o por razones basadas en cualquier tipo de discriminación. Siempre cuando dichos dolores y sufrimientos se hayan cometido por un agente del Estado u otra persona a su servicio, o que actúe bajo su instigación, o con su consentimiento o aquiescencia.

Comisión Valech, 2004

Las torturas realizadas bajo el régimen de Pinochet pueden considerarse actos oficiales, porque no fueron ejercidas por sadismo.

Clare Montgomery, abogada de Pinochet,
Londres, noviembre de 1998

1. El torturador: ¿nace o se hace?

El lugar donde se da la ausencia absoluta del Bien no es una invención de los metafísicos alucinados. Al llegar a Auschwitz, lo primero en lo que se fija Primo Levi es en el letrero de la entrada: «Arbeit macht frei», «El trabajo te hace libre», versión cínica del «Abandonad toda esperanza» que leyera Dante antes de adentrarse en el Abismo. Esos sí son infiernos aterradores, los creados por la mano del hombre.

José Ovejero, 2009

El rey Ferrante de Nápoles inspiraba terror allí donde fuera. Acostumbraba a pasear todas las tardes por las mazmorras de su palacio, donde mantenía a sus enemigos encadenados en jaulas como de si de un zoológico humano se tratara. Cuando las almas de los prisioneros abandonaban sus cuerpos despedazados, Ferrante los hacía embalsamar, para recordar a aquellos que todavía se aferraban a la vida que él seguiría disfrutando de su sufrimiento.

Mario Puzo, *Los Borgia*, 2004

La tortura no constituye un fenómeno inédito en la historia de la Humanidad. Por el contrario, su registro cuenta con infinidad de pruebas acerca de su práctica, superando a la imaginación más prolífica. Son escasas aquellas civilizaciones que escapan a este fenómeno. La Grecia clásica y el Imperio Romano supieron de ella; asimismo otras importantes civilizaciones de la Eurasia antigua y medieval. En la Europa de los siglos XII y XIII fue el instrumento probatorio *per se* en los pleitos, siendo considerada la «reina de las pruebas» mediante la «confesión del acusado». Inocencio IV, en su condición de vicario de Cristo, firmó en el año 1252 la bula papal *Ad extirpanda,* donde se justificaba la tortura como herramienta para obtener la confesión en la persecución de la herejía. Los museos de la tortura de Ámsterdam y Praga, por nombrar algunos, son muestras de cómo en el Viejo Mundo esta práctica se constituyó en una institución probatoria en sociedades de notable desarrollo y cultura. En ambas capitales de marras, hoy en día, turistas pueden apreciar todo tipo de sofisticados artefactos producto de la inteligencia humana, cuyo fin no fue otro que ocasionar cruentos sufrimientos en personas incriminadas o sospechadas de alguna falta o crimen: una patente evidencia histórica de aquella práctica universalmente expandida; un procedimiento que «prestó utilidad» tanto a la justicia terrenal como divina en la investigación de comisión de delitos y pecados.

Los decretos y legislaciones prohibiéndola o intentando abolirla, por su parte, tampoco datan de periodos tan recientes. Allá por el siglo XVIII en Viena, la emperatriz María Teresa, mediante la promulgación de la *Constitutio criminalis Theresiana,* decretaba «la abolición de la tortura, con carácter general y sin limitación alguna para todos los estados que componen el Sacro Imperio Romántico Germánico». Y hacia la segunda mitad de dicha centuria, casi la totalidad de los sistemas judiciales de la Europa occidental ya la habían abolido como método para obtener una confesión: un avance en esta materia.

Dos siglos más tarde, un 10 de septiembre de 1948, la Asamblea General de la Organización de Naciones Unidas proclamaba en París la *Declaración Universal de los Derechos Humanos,* en la cual se condenaba a la tortura bajo todas sus formas, documento que sería ratificado en 1966 mediante el *Pacto de Derechos Civiles y Políticos.*

La primera definición universalmente consensuada respecto de esta cruel práctica apareció el año 1998 en el documento titulado Declaración contra la Tortura y otros Tratos o Penas Crueles, Inhumanos o Degradantes. Un año después, éste sería presentado ante la Alta Comisionada de las Naciones Unidas, pasando a ser universalmente conocido como Protocolo de Estambul[1]. Técnicamente se lo clasificó como Manual destinado para la investigación y documentación de la tortura y otros tratos o penas crueles, inhumanos y degradantes.

1 El Protocolo toma el nombre de la ciudad turca donde se desarrolló la conferencia internacional. Chile estuvo representado por la Dra. Elizabeth Lira Kornfeld, Premio Nacional de Humanidades y Ciencias Sociales 2017 y decana de la Facultad de Psicología de la Universidad Alberto Hurtado.

Lo mencionamos para efectos de este libro, puesto que dicho manual incluye un apartado, específicamente, referido a los «efectos psíquicos de la tortura».

Durante la etapa de la postguerra en el siglo XX, producto del pavoroso horror con que la experiencia del nazismo había sacudido al mundo, se abrió en la comunidad internacional un debate ético acerca de los crímenes de lesa humanidad. En el concierto de la ONU se discutieron y consensuaron posturas universales frente a esta materia, dictándose normativas en el plano de los derechos humanos, incluido el trato que debía regir para con los prisioneros de guerra. Esto se acompañó de una toma de posición de condena a toda práctica de tortura. Es así como hoy existe un consenso formal mayoritario a nivel de naciones en cuanto a condenar sin excepciones este tipo de prácticas, y a observar obligaciones que les caben a los Estados miembros en cuanto a prohibirlas, sancionarlas y garantizar protección y compensación a las víctimas de tales tipos de actos abusivos. Bajo ese espíritu fue que se elaboró el *Protocolo de Estambul*, suscrito por 145 Estados. Como señaláramos, en 1999 ese documento fue presentado ante la ONU y adicionado al *Convenio de Ginebra* de 1949. El capítulo VI del texto, que lleva por título «Signos Psicológicos Indicativos de Tortura», se ocupa de las personas que han sufrido torturas y del examen de las secuelas psicológicas a causa de aquello.

A partir del quiebre democrático del 11 de septiembre de 1973, se abrió en Chile un periodo en el cual la tortura fue institucionalizada y formó parte de una política de Estado, pasando a constituirse en una práctica cotidiana y habitual. Los testimonios de miles de víctimas sobrevivientes que pasaron por los centros o cuarteles de detención de la Dirección de Inteligencia Nacional (DINA), Central Nacional de Informaciones (CNI) y otros organismos castrenses y policiales, dan dilatada cuenta de crueles y malos tratos físicos, psicológicos y sexuales a los cuales fueron sometidos y sometidas. Quienes practicaron y profesionalizaron la tortura (hubo escuelas y centros de entrenamiento *ad hoc*) en su inmensa mayoría correspondieron a funcionarios del Estado, específicamente Fuerzas Armadas, Carabineros y Policía de Investigaciones; también los hubo civiles contratados en calidad de empleados públicos. Este selecto grupo de agentes integró los organismos de inteligencia que operaron entre

1973 y 1990, un periodo histórico tristemente inscrito en la memoria de un país que, desde la distancia del tiempo y registros de la memoria, conforma una invalorable fuente de información para su estudio, en tanto fenómeno social y político, como también desde la mirada de la salud mental.

Con el retorno a la democracia se abrió en el ámbito de la justicia penal una serie de procesos mediáticamente divulgados como «juicios en causas por violación de derechos humanos», de los cuales, aún hoy, algunos siguen su curso. Denuncias por crímenes que fueron cometidos durante un periodo en que la tortura contó con el aval del Estado bajo la tutela de un régimen cívico-militar. En dichas audiencias, entre otras diligencias, los ministros de las cortes de apelaciones suelen decretar exámenes de salud mental tanto para víctimas como para procesados (estos últimos, en calidad de imputados por crímenes de lesa humanidad), de manera tal que torturados y torturadores regularmente son enviados al Servicio Médico Legal para someterse a pericias de salud mental[2], lugar en el cual psiquiatras forenses, de una parte, exploran laberintos mentales colmados de recuerdos vivencialmente traumáticos en quienes fueron víctimas de espantosas torturas, y por otra, ingresan en un terreno de antemano preparado y cercado de barreras discursivas defensivas interpuestas por quienes torturaron, al tenor de un guion diseñado por los respectivos abogados defensores; dos espacios subjetivos, dialécticamente entrelazados; víctimas y victimarios compartiendo un pasado común y ahora ocupando lugares procesalmente contrapuestos.

La Unidad de Psiquiatría Adultos del SML trata de un ámbito médico-legal donde el examen forense se desenvuelve y aplica para fines de exploración en recónditos laberintos de la mente, un espacio ajeno para el ciudadano común y distanciado, en forma y tiempos, de las solemnes audiencias oficiadas por ministros de las Cortes de Apelaciones. En estas últimas, las denuncias por hechos de torturas transitan, una tras otra, desdibujadas tras la figura jurídica del «secuestro calificado» que, al público común y corriente, lego en

2 Las víctimas, a fin de determinar secuelas de torturas, y los procesados, en atención a su avanzada edad, para descartar problemas de salud mental que contravinieran el cumplimiento de penas con privación de libertad. Los rasgos de personalidad de estos últimos carecen de importancia para fines de dictar sentencia.

materias jurídicas, le dice poco y nada. Así, de esa manera, aquella insondable tragedia humana producto de la tortura, esta vez situada y expuesta en el ámbito procesal penal, lugar formal y ceremonioso, termina por desdibujarse en su real dimensión. Aquellas vivencias presentes y recurrentes en quienes fueron torturados y torturadas solamente resultan posibles de ser captadas y dimensionadas en otro espacio: la oficina del forense de salud mental. Serán los peritos psiquiatras quienes deban recoger y reconstruir aquellos relatos vivencialmente colmados de imágenes traumáticas y fragmentados por un lacerante dolor moral; recuerdos muchas veces atenuados y parcelados por las mismas víctimas, en quienes operan mecanismos psicológicos defensivos a fin de preservar la integridad psíquica y el equilibro emocional. Mientras que, por el flanco de los procesados, la regla para los profesionales forenses redundará en chocar con un hermético pacto de silencio y negación respecto a cualquier tipo de participación en actos de tortura con personas detenidas. En el examen de víctimas, los legistas apelan a la Guía de Evidencia Psicológica de Tortura del Protocolo de Estambul, mientras que con los imputados aplican el procedimiento médico legal estándar para todo procesado por delitos y crímenes, en general. De manera tal que tenemos, de un lado, a personas psicológicamente dañadas a consecuencia de crueles tormentos, cargando a cuesta biografías fragmentadas por efecto de vivencias traumatizantes que desean no recordar, o llanamente omiten con el fin de tomar distancia de un pasado perturbador; y, por el otro, a exfuncionarios del Estado que por regla niegan cualquiera participación en la comisión de torturas, si bien algunos se permiten comunicar a los examinadores sentimientos de satisfacción y orgullo por el deber cumplido como soldado de la patria. Más allá del hecho de que tanto víctimas como victimarios opten por la evasión o negación, respectivamente, de las experiencias de torturas, la exploración médico-legal de las facultades mentales y la personalidad en ambos grupos de peritados resulta posible de aplicar[3], lo cual, desde el punto de vista médico-legal, presta utilidad, ya que permite evidenciar daño psíquico en los primeros y determinar imputabilidad o capacidad de culpabilidad,

3 Salvo si la persona se negara a participar del examen.

así como salud mental compatible con el cumplimiento de una pena con privación de libertad, en los segundos.

Respecto de quienes han oficiado de torturadores, no existe mucha información en cuanto a tipología de perfiles. Los forenses bien saben que, por lo general, ellos se alejan en muchos aspectos (no todos) de aquella caricaturesca figura de «bestia humana» que un importante sector de la población imagina y que algunos comunicadores sociales reportan. Por lo general, este tipo de examinados se conducen frente a los peritos de manera educada, sobria y, muchas veces, demuestran ser personas cultas; entregan una historia de vida que, en términos generales, no difiere del ciudadano promedio. Y, por regla, omiten y niegan toda participación y responsabilidad en actos de torturas con detenidos. En suma, se presentan ante el médico legista como la mayoría de los ciudadanos, lo cual no debe sorprender, puesto que todas las personas somos capaces de disimular y esconder aspectos íntimos que deseamos mantener en nuestra privacidad. Por otra parte, hasta ahora tampoco se ha conseguido desarrollar metodologías o instrumentos de examen que permitan detectar, con un margen de confiabilidad más allá de toda duda razonable, si una persona miente o falta a la verdad. Sin embargo, sí es posible dar respuesta, desde las ciencias de la salud mental, a una serie de interrogantes en este tipo de materia y acerca de quienes han cometido torturas con sus semejantes.

El fenómeno histórico, político y social que significó la Dirección de Inteligencia Nacional o DINA conforma un inmejorable material de estudio sociológico acerca de la instauración e institucionalización de la tortura en Chile. De hecho, conformó un órgano del Estado que dio cabida a centenares de funcionarios de características personales compatibles con el cargo, y de allí que, en tanto fenómeno sociopolítico, constituye una valiosa fuente de estudio en esta materia. De su parte, a las ciencias de la salud mental le corresponderá aportar respuestas a interrogantes en esta materia, en cuanto al tipo de persona o perfil de quienes engrosaron las filas de aquellos aparatos de inteligencia:

> ¿qué características personales distinguieron a quienes formaron parte de esa maquinaria donde se aplicaron crueles y aberrantes martirios a miles de hombres y mujeres?

¿Qué rasgos personales fueron determinantes para ser considerados y reclutados para tareas de detención, tortura y exterminio?

¿Cómo hicieron para, cada mañana, cruzar el umbral de costumbre y enfrentar a hombres y mujeres desnudos y sometidos, maniatados a un camastro de metal o colgando cabeza abajo de las piernas sujetas a un barrote e, impertérritamente, escuchar sus alaridos al aplicar los suplicios más inimaginables...

...y para, hacia el final de la jornada, ser capaces de pasar a una oficina a tomarse un café o fumarse un cigarrillo mientras reportaban o redactaban la rutina del día y, tal vez, pasar a buscar a los hijos al colegio o al club, besar a la cónyuge al arribar al hogar y sentarse a la mesa para degustar una cena con la satisfacción del deber cumplido?[4].

¿En qué categoría de la salud mental se puede ubicar a ese tipo de sujetos?

¿Existe un perfil o tipo psicológico particular en quien aplica torturas?

¿Existen inclinaciones innatas o precondicionantes personales que sustentan la «vocación» de torturador, o esta «profesión» se aprende y adquiere, exclusivamente, con adoctrinamiento, capacitación y entrenamiento?

Para éstas y otras interrogantes pretendemos en los siguientes capítulos ir aportando información desde distintos ángulos epistemológicos y así, progresivamente, acercar algunas respuestas que aporten a la comprensión de este fenómeno de la naturaleza humana[5]. La exploración biográfica focalizada en aspectos vocacionales, el historial

---

4 Un extorturador del centro de detención «Villa Grimaldi» relató que su jornada laboral comenzaba a las 08:00 horas hasta las 13:00, luego venía el almuerzo y por la tarde se prolongaba de 15:00 a 18:00 horas. Presos sobrevivientes del centro de torturas conocido como la «Venda Sexy» relataron que el horario de sus torturadores comenzaba por la mañana y concluía por la tarde, de manera que otros ejercían funciones de guardia durante la noche. En consecuencia, cada torturador retornaba diariamente a su hogar. Hubo otros que operaron en horarios nocturnos.

5 Si bien esta práctica, en estricto rigor, no es exclusividad del ser humano, empero en otras especies animales donde se presentan actos de esta índole nunca alcanzan niveles de tamaña sofisticada crueldad.

profesional y funcionario, así como el estudio caracterológico de la persona constituyen las herramientas esenciales para ir acercando perfiles. La reconstrucción de la trayectoria como funcionario de inteligencia y el examen de la personalidad resumen la metodología del procedimiento del estudio.

Para fines de la organización y exposición de la lectura, los primeros tres capítulos de este libro, y a modo introductorio, partiremos revisando características innatas de la especie humana y fenómenos cotidianos de la sociedad contemporánea, prestando atención a factores institucionales, laborales y profesionales que mantienen algún tipo de relación con ciertos comportamientos agresivos y violentos. Entregaremos al lector una visión sinóptica acerca de conceptos de agresividad, violencia y maldad en la especie humana, y repasaremos factores contingente-políticos que contribuyen al surgimiento de este fenómeno, así como doctrinas que han justificado y admitido la tortura como política de Estado en determinados momentos histórico-sociales. En el cuarto capítulo, abordaremos un estudio biográfico de tres oficiales de Ejército que, con diferentes grados militares, supieron ejercer cargos y funciones en la Dirección de Inteligencia Nacional. Repasaremos los historiales y trayectorias profesionales, deteniendo nuestra atención en sus carreras castrenses y desempeño funcionario en inteligencia militar. Desde el ángulo de la salud mental, analizaremos *in extenso* los perfiles de personalidad, cuidándonos de no referirnos a aspectos que pudiesen invadir la intimidad y privacidad de las personas, así como de sus familias, salvo en aquellos aspectos de amplio conocimiento público y atingentes al propósito del estudio. Este cuarto capítulo conforma el corazón del libro y persigue adentrarse en la mente de quienes, con profesionalismo, supieron ejercer funciones de interrogatorio de presos políticos en los cuales la tortura fue una práctica cotidiana habitual y, como también lo expresaría Hannah Arendt, banal.

No está demás advertir al lector que no pretendemos ni perseguimos emitir juicios de valor o reproche respecto de quienes, por lo demás, ya fueron juzgados y sancionados penalmente por hechos constitutivos de violación a los derechos humanos por los respectivos tribunales de justicia. El propósito de la lectura apunta a explorar aquellos factores biográficos y características de la personalidad que pudiesen asociarse a la opción de torturador y cómo, en estos casos, se fueron imbricando con el ejercicio de la tortura[6]; y también rescatar aquellos elementos caracterológicos de la persona con el propósito de aventurar perfiles predisponentes y compatibles con la función de torturador.

Por último, si bien la tortura ha sido definida por organismos de derechos humanos como aquellos actos «infligidos por un funcionario público u otra persona en el ejercicio de funciones públicas, a instigación suya o con su consentimiento o aquiescencia», para fines estrictos del examen y análisis de quienes cometen actos de tortura, desde el paradigma de la salud mental, la condición formal de funcionario público no resulta determinante[7], dado que el objeto de estudio en estos casos apunta esencialmente en determinar el modo de ser de la persona y factores de salud mental asociados. Desde otras miradas epistemológicas, el hecho de pertenecer y actuar en calidad de funcionario de una entidad estatal o privada, legal o criminal, laica o religiosa u otras, efectivamente, puede resultar de interés y relevancia, empero en este análisis el foco está puesto en aquellos aspectos de salud mental y características de personalidad del sujeto. El estudio de los factores histórico-sociales que sean incidentes y determinantes en el fenómeno de la tortura se lo dejamos a los expertos en otras áreas del saber que con propiedad pueden dar cuenta de aquello. Nosotros nos limitaremos a mencionarlos en los primeros apartados de la lectura, justamente por la importancia que les reconocemos; empero nuestro aporte al tema se centrará en acercar conocimiento a ciertos aspectos de la persona que podrían explicar por qué él y no otro, escogió y se instaló en dicha práctica: el factor constituyente subjetivo que, en última instancia, sustentó dicha opción vocacional.

6 Damos, a priori, por descartada la presencia de alguna enfermedad psiquiátrica por ser incompatible con el ejercicio de la profesión militar.

7 Si bien los casos aquí estudiados efectivamente correspondieron a oficiales de Ejército, y en el desarrollo de la lectura también podrá apreciarse que ese factor sí mantuvo incidencia en dicha opción vocacional.

1.1. Agresividad y violencia: dos conceptos

> *La agresión puede y debe separarse de la violencia. La violencia es una forma que adopta la agresión.*
>
> Judith Butler, 2009

El sobrepoblamiento de los territorios, producto de la expansión de las comunidades humanas a lo largo y ancho de la geografía del planeta, vino aparejado de la disputa por la apropiación de nuevos espacios con las consecuentes luchas de poder y guerras entre diversas civilizaciones y Estados. Desde que se tienen registros históricos de la vida del hombre sobre la Tierra existe noción de contiendas bélicas entre semejantes, indisolublemente ligadas al uso de la violencia contra el enemigo de turno. Así es como aparece en la historia de la humanidad un fenómeno que diferencia al *homo sapiens* y su descendencia de las demás especies mamíferas que, por lo general, una vez satisfechas las necesidades básicas dejan tranquilos a las demás, incluyendo a sus semejantes. El instinto de conservación de las especies, en general, llega hasta ese punto y no consigue explicar el afán de dominación y conquista mediante la violencia, característica exclusiva del animal humano. La agresividad instintiva descrita por el etólogo y Premio Nobel de Medicina Konrad Lorenz da cuenta de por qué las especies animales se atacan entre sí, consiguiendo en su teoría también dar cuenta de una parte de las conductas lesivas entre semejantes de la especie humana.

En estos últimos, entre las distintas formas de sometimiento del derrotado o avasallado, se cuentan el encarcelamiento, extrañamiento y ajusticiamiento, así como el infligimiento de dolor a fin de quebrantar la voluntad con diversos fines. La tortura, por tanto, ha sido un fenómeno histórico, característico de la humanidad: como mencionamos anteriormente, es cosa de visitar los museos de la tortura que albergan todo tipo de parafernalia destinada para ese fin. Esta práctica, qué cabe duda, es un producto excluyente de la especie humana. La historia del hombre sobre la tierra comienza con las primeras escrituras acerca del desarrollo de las sociedades humanas. Su lectura permite al investigador-historiador enterarse sobre las diversas visiones de la vida y costumbres de los pueblos y comprobar cómo, ya desde la antigüedad hasta nuestros días, se fueron albergando afanes de expansión y subyugación de civilizaciones vecinas. La práctica de embarcarse en expediciones de conquista de otros territorios mediante guerras de ocupación y sometimiento del vencido[8] corresponden a fenómenos en los cuales también estuvo presente la práctica de tormentos para con los prisioneros del bando contrario. Esta costumbre, con el tiempo, se fue institucionalizando en los estamentos de la sociedad encargados de mantener el orden y velar por las sanas conductas de convivencia. Civiles y militares, laicos y creyentes, nadie ha estado libre de esto, si no «que arrojen la primera piedra». La historia de la Santa Inquisición[9] durante la época medieval y moderna constituye un ilustrativo e ignominioso ejemplo de cómo la práctica de tortura se asoció al ejercicio de la justicia. Desde la Roma papal se oficializó aquel tribunal eclesiástico-doctrinal acompañado de la temida figura del inquisidor, un sacerdote, entre cuyas funciones se contaba la aplicación tormentos durante la etapa de investigación de presuntos hechos de herejía y satanismo por parte de fieles creyentes.

Con el paso de los siglos, acercándonos a nuestra era, los tormentos ejercidos contra el contrario o enemigo fueron mutando para hacerse cada vez más sofisticados y sutiles. Las ciencias y la tecnología también fueron prestando servicios a esta ominosa práctica. Los tipos de tortura, originariamente destinados a infligir sufrimiento corporal, con los tiempos se fueron acompañando o siendo sustituidos por apremios de naturaleza psicológica –lo cual no significa que las primeras ocasionen, exclusivamente, daño físico ni tampoco las segundas sólo daño moral–. Se comenzó a torturar no solo a los cuerpos sino también las mentes de prisioneros del bando enemigo.

A su vez, particularmente desde mediados del siglo XX, en el concierto mundial se ha venido condenando públicamente e intentando frenar este tipo de prácticas. Sin embargo, luego de la suscripción

8 La historia de la humanidad corresponde a una historia de guerras de ocupación, colonización, liberación e independencia, acompañadas por el listado de nombres de quienes las comandaron.

9 Algunos historiadores sitúan su origen en el siglo XII con la bula del Papa Lucio III, cuando la tarea de velar por «el asunto de la fe» les fuera encargada a los frailes dominicos con posterior colaboración de la orden franciscana.

de tratados y convenciones internacionales que persiguen regular el trato de prisioneros, paradojalmente comenzaron a tener auge métodos más sofisticados para atormentar a los prisioneros. Y es así como, en la actualidad, ciertos cuerpos de inteligencia militar optan por métodos que persiguen quebrantar psicológicamente al prisionero, evitando dejar rastros corporales de la tortura[10]. Y paralelamente, dentro del concierto internacional de naciones se han definido pautas para el examen psicológico de personas, objeto de tortura por agentes del Estado.

Hacia finales del siglo XX, el doctor Konrad Lorenz, médico y científico de nacionalidad alemana, fue galardonado con el Premio Nobel de Medicina[11] por sus investigaciones etológicas. Mediante estudios comparativos de distintas especies pudo conceptualizar la «agresión» como un tipo de conducta de índole instintiva, presente en animales y funcionalmente necesaria para la supervivencia. Esta condición, al hacerse extensiva al *homo sapiens*, dejaba bien parada a la especie humana, por el momento, ya que en cierto modo la excusaba a partir de un determinismo filogenético que estaría presente en ciertas conductas lesivas para con el prójimo. Otro aporte, desde una mirada psicológica, lo constituyó el concepto de «pulsión de muerte», acuñado por el médico austríaco y fundador del psicoanálisis, Sigmund Freud.

En el campo de las ciencias de la conducta, más adelante, se establecería una importante distinción entre agresividad y violencia, definiendo a esta última como cualidad exclusiva del ser humano que lo diferenciaba de las demás especies animales con quienes compartía la primera. El comportamiento violento humano, entonces ya no se asociaba exclusivamente a una función de supervivencia, sino que también para efectos de dominación e incluso, exterminio entre pares. El catedrático y director del «Centro Sofía para el Estudio de la Violencia», José Sanmartín, señala que la conducta agresiva suele ser innata, instintiva y prerreflexiva, y opera automáticamente en situaciones de emergencia o peligro, cumpliendo de esa manera un

10 Esta variante de tortura será, más adelante, abordada desde la óptica victimario-víctima.

11 El distinguido doctor Konrad Lorenz obtuvo ese máximo galardón científico. Su clásica obra *La agresión: el pretendido mal* fue publicada en alemán, apenas diez años antes del golpe militar encabezado por el general Augusto Pinochet en Chile.

importante rol para la supervivencia como especie; mientras que, por su parte, la violencia «está íntimamente aprendida a lo largo de la historia personal de cada uno. Es una resultante de la incidencia de la cultura sobre la biología. Somos *agresivos por naturaleza, pero violentos por cultura*» (El destacado es nuestro).

Por su parte, el humanista Erich Fromm, afamado filósofo, psicoanalista y sociólogo alemán, en un riguroso análisis crítico enfocó este tema desde distintos ángulos, incluyendo una revisión de la experiencia del nazismo en su país. Contextualizó, social e históricamente, a la violencia humana y apuntó a lo que denominó «agresión maligna o destructiva» como un fenómeno distintivo del hombre y diferente de la agresión de tipo defensiva compartida con las demás especies animales; es decir, consustancialmente, no instintiva. Analizó este particular fenómeno en sus diferentes formas de expresión, asociándolo con el amor, la ambición y la codicia, y tildándolo de «destructividad humana».

En la actualidad, neurocientíficos abocados al estudio de comportamientos disruptivos han establecido las bases neurobiológicas de ambas formas de expresión, ubicando los centros y circuitos cerebrales responsables del comportamiento humano tanto agresivo como violento.

En suma, los seres humanos somos portadores de tendencias agresivas instintivas y filogenéticamente determinadas, y también capaces de internalizar y expresar violencia de carácter aprendido a través de la cultura. Ello, sin embargo, no marca una diferencia neta de por sí entre torturadores y no torturadores, ya que existen formas de expresión violentas que se manifiestan en el cotidiano de los espacios públicos y que tocan al conjunto de la población. A su vez, el conocimiento de cómo se puede enseñar y aprehender la violencia abre una vía para la manipulación de conciencias con el fin de internalizar ciertos patrones de conducta, incluida la práctica de la tortura, como opciones válidas.

1.2. La «banalidad del mal»

«...conocer el lado más oscuro del ser humano cuando le entregas poder y el lado más terrible, el de las víctimas y sus familiares...».

«Todos quedamos con secuelas. Uno recoge mucho sufrimiento con este trabajo».

Testimonios de exfuncionarios de la Policía de Investigaciones de Chile que integraron la Unidad del Departamento V, encargada de investigar causas de derechos humanos

En el apartado anterior abordamos características singulares de la especie humana asociadas con el causar daño hacia otros semejantes. En éste se abordará el rol que el Estado puede desempeñar a través de políticas favorecedoras de la instalación de una cultura permisiva y aceptación del maltrato o malos tratos en ciertos sectores de la población.

En el campo de la filosofía y la sociología, estudiosos e investigadores a lo largo de la historia se han ocupado de la mentada «maldad humana», indagando en sus orígenes, causas y formas de expresión.

John Kekes, desde una postura filosófica y acompañándose de revisiones historiográficas, nos ilustra sobre cómo esa «maldad humana» puede vestirse con diversos ropajes y aparecer en muy distintos contextos. Variados han sido los enfoques epistemológicos en el estudio de este fenómeno humano y diversos los orígenes de esta característica, tristemente distintiva de la especie humana dentro del reino animal. Sin embargo, fue la experiencia del nazismo (hacia el cual este autor norteamericano también prestó atención) en tanto fenómeno sociopolítico lo que, además de conmocionar al mundo entero, atrajo la particular mirada de importantes pensadores del siglo XX[12]. Cuando parecía que el curso de la historia de la humanidad, luego de la revolución francesa con sus postulados

12 El hecho de que en medios internacionales, en su momento, se hablara de la Dirección de Inteligencia Nacional (DINA) como la «Gestapo chilena» haciendo un parangón con ese siniestro aparato policial secreto del Estado Nazi, da cuenta del nivel que alcanzó la situación de violación de los derechos humanos en nuestro país.

de «libertad, igualdad y fraternidad», se enfilaba en función de un derrotero más racional y justo de la sociedad, precisamente Europa, el corazón mismo de la civilización occidental, se vio azotada por los horrores de la Segunda Guerra Mundial y fenómenos de ideologías fanáticas y absolutistas.

Hannah Arendt, al desnudar ideológicamente la maquinaria nazi montada para consumar el plan de exterminio de prisioneros judíos denominado «la solución final», al mismo tiempo alzó la voz de advertencia señalando lo que una sociedad humana es capaz de tolerar y aceptar cuando se conjugan ciertos fenómenos sociológicos y políticos: un plan secuenciado de acciones coordinadas y concatenadas como parte de una política de Estado que persigue la eliminación de ciertos grupos étnicos a partir de un basamento ideológico-político discriminatorio. Al referirse al proyecto calculadamente urdido, sistematizado y operacionalizado por el Estado nazi cuyo objetivo perseguía hacer desaparecer de la faz de la tierra a todo un grupo étnico, Arendt lo patentó como un acto de «institucionalización» y «normalización» de violencia sistematizada para con el Otro. Advirtió sobre cómo políticas de ese tipo pueden acompañarse de un proceso de aceptación e internalización en la población general; vale decir, ser aceptada como un hecho banal en la cotidianidad de una sociedad que sigue funcionando como si nada anormal ocurriese, y que es posible estigmatizar a un cierto grupo de la población como merecedor de tal «mal-trato», siendo asimilado como un mero hecho banal del cual no cabe asombrarse. La advertencia de Arendt fue un llamado de atención a la comunidad internacional en cuanto al peligro de justificar y tolerar hechos reñidos con preceptos morales y éticos fundamentales de la humanidad[13]. Advirtió acerca de los peligros de la «banalidad del mal».

En el caso de Chile, el modelo de inteligencia militar montado por el coronel de Ejército Manuel Contreras Sepúlveda, en el regimiento «Tejas Verdes», quedó condensado en las reflexiones de un prisionero

13 Esta observación de Arendt no es menor ni debe entenderse como una mera observación de que la «naturaleza humana» contiene un componente «malvado». Uno de sus méritos fue el destacar cómo ciertos regímenes son capaces de organizarse para cometer las más inimaginables y deleznables atrocidades contra un sector de la sociedad allí cuando el ciudadano común sea capaz de racionalizar e incorporar aquello en su cotidianidad. Este fenómeno fue, en cierta medida, posible de observar en Chile en el período 1973-1990.

político que recoge momentos vivenciados inmediatamente luego de su paso por la tortura, en un libro de su autoría que lleva por título el nombre del campo de concentración en el cual permaneció detenido. Allí escribe: «Me quedé mucho rato allí sufriendo espasmos. El sol parecía impotente para calentarme. Mirando los Cristos del cerro, las vacas pastando. *Embrutecido y lisiado por el conocimiento de la Maldad. Porque lo que yo sabía de la Maldad, antes, eran puras caricaturas, pura literatura. La Maldad había perdido todas sus referencias morales. Ahora se me presentaba como una pura ideología*»[14]. (El destacado es nuestro). Interesante y lúcida reflexión vivencial de un prisionero luego de experimentar la tortura.

Entre las experiencias de los prisioneros en los campos de concentración y exterminio del régimen nacionalsocialista versus los centros de tortura del régimen dictatorial chileno, cabe demarcar algunas diferencias cualitativas. Si bien la tortura, así como el exterminio masivo de personas constituyen ambos crímenes de lesa humanidad y contienen similitudes, empero no son idénticas. Particularmente, existen diferencias cualitativas en la interacción de los respectivos actores en cada caso. La secuencia detención-traslado-exterminio equivale a una especie de «arreo hacia el matadero» de prisioneros destinados, llanamente, a desaparecer; mientras que en el proceso detención-cautiverio-tortura, resulta esencial mantener con vida al torturado por todo el tiempo necesario. En su clásica trilogía autobiográfica, Primo Levi da cuenta de su penosa y, a la vez, terriblemente enriquecedora experiencia en el campo de concentración y exterminio de Auschwitz. Su obra resulta tremendamente ilustrativa respecto del abanico de personajes y roles de quienes conformaban ese verdadero «infierno en la tierra». Refiriéndose al *Lager* o campo de exterminio, advirtió: «La maraña de los contactos humanos en el interior no era nada sencilla. No podía reducirse a los bloques de *víctimas* y *verdugos* (...) El mundo en el mundo en que uno se veía precipitado era *indescifrable*, no se ajustaba a ningún modelo, *el enemigo estaba alrededor pero dentro también, el «nosotros» perdía sus límites*, los contendientes no eran dos, no se distinguía una frontera sino muchas y confusas»[15]. (El destacado es nuestro).

14 Hernán Valdés: *Tejas Verdes*, Aguilar Chilena de Ediciones S.A., 2012.

15 *Los hundidos y los salvados*, Editorial Paidós SAICF, sello Ariel, Buenos Aires, Argentina, 2015.

Este escenario constituido por una diversidad de personajes y roles, también se dio en los centros de detención de la DINA donde, fuera de los prisioneros y torturadores, se encontraba personal cumpliendo labores de custodia, traslados, aseo, etc., además de detenidos colaboracionistas que gozaban de ciertos privilegios. En síntesis, la función esencial de los *Lager* nazis fue el exterminio de los prisioneros, y el de los centros de detención de la DINA/CNI fue el interrogatorio mediante la tortura, con fines de obtener información; sin desconocer que también se ejecutaba y desaparecía a ciertos prisioneros[16]. En ambos casos, también fue posible distinguir diversos perfiles en el contingente encargado del (mal)trato de prisioneros y prisioneras.

Y en la industria de exterminio nacional socialista encontramos un proceso de despersonalización por parte de los operadores para con sus víctimas. Desde el punto de vista psicológico de los agresores, no resulta similar o equivalente el accionar de los soldados nazis que custodiaban y trasladaban, masiva y anónimamente, a prisioneros judíos hacia las cámaras de gas[17] versus la interacción entre torturadores de la DINA y sus víctimas, quienes por semanas o más eran sometidas a interrogatorios durante los cuales se establecía un contacto selectivo y personalizado entre unos y otros. En el primer caso, los soldados alemanes se limitaban a trasladar a personas de quienes se desconocía sus identidades; estos pasaban a constituir meros seres-objetos que debían ser conducidos, prácticamente sin interacción alguna, hasta recintos donde eran exterminados por inhalación de gas y cremados; mientras en el segundo caso los detenidos permanecían en recintos donde aprendieron a reconocer y distinguir el perfil de sus captores e interrogadores[18]. De allí que ciertos sobrevivientes luego fueron capaces de identificar e incluso describir al tipo de persona que los interrogó y torturó, por el vínculo perverso establecido entre ambos.

16 En efecto, también hubo un centro de exterminio de la DINA situado en Simón Bolívar 8630, comuna de La Reina.

17 En los campos de exterminio nazis se utilizó como método de muerte masivo la inhalación de monóxido de carbono y, posteriormente, el gas *Zyklon B*.

18 Un ejemplo elocuente de la ausencia de contacto victimario-víctima lo constituyen los pilotos que sobrevolaron las ciudades japonesas de Hiroshima y Nagasaki. La tecnología actual permite el distanciamiento físico entre victimario y víctima, permitiendo al ejecutor liberarse de culpa por lo obrado, al tiempo que cosifica al segundo, quien pasa, simplemente, a representarse como un objeto-blanco en una pantalla.

El torturador maneja respecto del detenido sus antecedentes personales y políticos que le sirven para dirigir el interrogatorio y recabar información específica, así como aspectos de la vida personal y familiar del torturado que le son útiles para ejercer presión psicológica a fin de doblegar la voluntad. El detenido, a su vez, aprende a distinguir características personales de quien lo somete a torturas, las que eventualmente podrían serle de utilidad para obtener ciertas ventajas dentro de un margen muy estrecho de posibilidades. Algunos sobrevivientes, a su vez, han dado cuenta de lo anterior en declaraciones ante ministros de la Corte y entrevistas concedidas a terceros.

En términos generales, la presencia de un marco político-institucional aparece como un factor determinante para la instauración de la práctica sistematizada de crímenes de lesa humanidad por parte de funcionarios del Estado. A su vez, trata de un escenario político que hace las veces de caldo de cultivo donde se incuba y expresa aquella característica inherente a la especie humana que filósofos han definido como la «maldad». Por su parte, el interrogador/torturador representa un sujeto que comparte características genéricas con el simple guardián o custodio del detenido, pero además posee ciertas características y aptitudes particulares por las que fue enrolado en dicha función. Y es en esa interacción donde se produce el fenómeno de reconocimiento mutuo entre torturador-prisionero: una díada dispareja y disarmónica, pero díada al cabo.

Concluyendo este apartado, diremos que cuando un Estado, por razones políticas, religiosas, doctrinarias o cualesquiera ellas sean, decide montar una maquinaria de persecución y exterminio de ciertos sectores de la población considerados indeseables, peligrosos o simplemente enemigos, necesariamente y al mismo tiempo se instala un discurso ideológico que persigue validarlo social y mediáticamente, abriéndose un espacio y tiempo en el cual se busca justificar ciertos actos deleznables contra personas contrarias al régimen de turno. Por su parte, la manipulación de la información sostenida en el tiempo, propaganda oficial mediante, es capaz de adormecer las conciencias y facilitar, entre otras, la instauración de la tortura como una práctica habitual, justificándola, e incluso presentándola como necesaria, una especie de caldo de cultivo social y político que la contiene y legitima[19]. Entonces, se está ante un aparato estatal que no solamente permite la práctica de la tortura con un sector de la ciudadanía, sino que también la avala y dispone recursos para aquello.

¿Cómo se selecciona, recluta y conforma este estamento de funcionarios? ¿Qué cualidades naturales e innatas se exigen en la preselección, formación y capacitación de un torturador? ¿Qué rol específico cumple el marco institucional en el fenómeno de la tortura? Todas preguntas atingentes a esta temática. Empero, antes de intentar contestarlas, cabe interrogarnos qué factores de orden institucional, civil y castrense, podrían favorecer y tolerar una práctica sistematizada del maltrato de ciertas personas. En el siguiente apartado revisaremos investigaciones referidas a este tema.

1.3. Condicionantes institucionales de malos tratos y la tortura

El cuerpo que existe en su exposición y proximidad respecto a los demás, a la fuerza externa y a todo lo que podría sojuzgarlo y someterlo, es vulnerable a los daños. Los daños son la explotación de esa vulnerabilidad. En la tortura se explota la vulnerabilidad del cuerpo.

Judith Butler, 2009

El maltrato psicológico y físico que un alguien pudiese ejercer hacia personas bajo su subordinación ha sido materia de estudio en escuelas y centros de psicología social. Investigadores en esta área del saber han demostrado cómo personas comunes y corrientes, sin antecedentes de conductas ni pulsiones particularmente agresivas o violentas podrían, en ciertos contextos y bajo ciertas circunstancias, terminar desplegando actos de maltrato, incluso abiertamente crueles para con personas jerárquicamente ubicadas bajo su supervisión y control. Y sostienen que en principio, y dependiendo de las circunstancias, nadie se encuentra totalmente libre de cometer excesos de este tipo.

19 Un porcentaje no despreciable de psicólogos en una consulta implementada por su colegio profesional en Norteamérica consideró razonable y justificada la prestación de asesoría de parte de colegas suyos en interrogatorios de prisioneros catalogados como amenaza para la nación.

En un emblemático experimento realizado en el año 1971 en la Facultad de Psicología de la Universidad de Stanford, bajo un formato carcelario ficticio en el cual estudiantes voluntarios seleccionados al azar debieron ejercer roles de guardias con sus pares, quienes, a su vez, debían hacer las veces de encarcelados, fue posible observar cómo los «carceleros» con el transcurso de los días fueron, gradual y espontáneamente, excediéndose en sus funciones y cometiendo actos abusivos y denigrantes con los «prisioneros», llegando, en algunos casos, a incurrir en actos constitutivos de franca tortura psicológica. El investigador y psicólogo a cargo de la investigación, Philip Zimbardo –quien, de paso, terminó tremendamente perturbado por los sorprendentes hallazgos durante el experimento– extrajo como importante conclusión que un sujeto cualquiera, incluso pacífico y socialmente correcto en la vida cotidiana, una vez inserto en un dispositivo del tipo penitenciario correccional, potencialmente, puede llegar a desenvolverse de modo despótico y cruel con los prisioneros.

Tres años más tarde, en otra interesante investigación, con civiles voluntarios, el profesor y académico Stanley Milgram, del Departamento de Psicología de la Universidad de Yale, demostró cómo ciudadanos comunes y corrientes, con tal de cumplir órdenes e indicaciones instruidas por superiores, podían llegar a ser capaces de mostrar conductas crueles más allá de lo esperable hacia terceras personas, incluso causando dolor, sin otra explicación más que un incumplimiento por parte de los castigados en las tareas asignadas. Lo novedoso fue que esta investigación, a diferencia de la de Stanford, se desarrolló en un contexto experimental laboral de carácter civil, constituyendo de esa manera otro importante aporte al entendimiento de la psicología humana en el comportamiento violento.

En consecuencia, existen evidencias científicas que sugieren que el ciudadano promedio, bajo ciertas situaciones de la vida cotidiana, como el velar por el acatamiento y cumplimiento de indicaciones u órdenes impartidas desde una posición jerárquica, así como el desempeño del rol de custodia de personas cumpliendo penas con privación de libertad, constituirían factores contextuales facilitadores de acciones de maltrato. No se requeriría, por lo visto, poseer perfiles o rasgos personales de algún tipo para comportarse agresivamente[20]. En ambos experimentos la motivación del castigo estuvo en relación con el incumplimiento de reglas y/o desempeños, distinto al objeto en la práctica de la tortura.

El hecho de ser capaz de mostrar severas e inclementes conductas, haciendo a la vez abuso de poder, constituiría, entonces, una faceta inherente a la naturaleza humana. Ahora, si bien es cierto que la aplicación de excesivos castigos a terceros subordinados por parte de personas sin antecedentes de comportamientos violentos y en el ejercicio de roles de jefatura en la supervisión de tareas, control de rendimiento y adecuación a normas institucionales fue sustentada en los experimentos de marras, cabe, sin embargo, establecer diferencias tanto cuantitativas como cualitativas entre este tipo de conductas versus la tortura de detenidos políticos. Para mejor examinar esta cuestión, recurriremos al análisis comparativo de los ámbitos laboral penitenciario versus centros de detención y tortura.

En términos generales, en los centros penitenciarios se espera de sus funcionarios que éstos sean capaces de mostrar un rendimiento satisfactorio en el cumplimiento de las tareas y metas acordes a normas institucionales, así como también de los civiles que allí cumplen penas con privación de libertad, de adecuarse y acatar las normas correccionales del lugar. De no cumplirse lo anterior, existirá una sanción acorde a la gravedad de la falta. Muy distinto es el caso del torturador que, con el fin de obtener información, simple y llanamente se aboca a doblegar física y psicológicamente al interrogado; aquí el maltrato se aplica explícitamente desde un principio y, a su vez, el torturado no necesariamente debe haber trasgredido alguna norma legal, sino simplemente conforma un «objetivo enemigo» a quien se debe identificar, capturar, interrogar y, dado el caso de quien se trate, eventualmente ejecutar y «desaparecer». En el primer caso existe un marco legal que regula la conducta del castigador, mientras que en el segundo se opera en un contexto donde no impera reglamento o ley alguna que custodie los derechos del prisionero. De allí que en el

20 Es más, los rasgos caracterológicos asociados al cumplimiento del deber pasarían a constituir factores psicológicos constitucionales favorecedores de infligir castigos abusivos a subordinados, facilitando la expresión de pulsiones violentas de quien imparte, dirige y controla el cumplimiento de tareas bajo su responsabilidad.

primero dicha acción se interpreta como un abuso de poder reglamentariamente sancionable y, en ciertos casos, penado por ley, en el cual la víctima mantiene derecho de denunciar el hecho y exigir compensación y/o justicia. En los casos de tortura, existen tratados internacionales y códigos penales que los prohíben y sancionan, y de por sí, constituyen hechos abusivos pero graves cuyo fin esencial es la obtención de información mediante infligir dolor y sufrimiento en el prisionero, sin más límites que mantenerlo con vida por el tiempo necesario. A simple vista, estamos frente a dos situaciones diametral y cualitativamente diferentes. Analicemos en detalle los casos de maltrato civil.

Los abusos hallados en los estudios experimentales del profesor Milgram, si bien no deben tolerarse, hasta cierto punto tampoco sorprenden a la opinión pública en general. Corresponden a hechos propios de la vida cotidiana, ya que los exabruptos y malos tratos dentro de una estructura jerárquica laboral, por parte de quienes ocupan cargos de dirección para con sus empleados, son manifestaciones recurrentes en lo cotidiano, con diversos matices. Sin duda, corresponden a trasgresiones a una sana convivencia laboral y sus autores son merecedores de un reproche social y sanción administrativa. Pueden ser de carácter público, semipúblico o privado, así como también darse en el ámbito educacional y familiar. En estos últimos casos, de manera impropia un jefe puede retar y castigar al empleado, el profesor reprender al alumno y los padres castigar al hijo. Constituyen actos moralmente repudiables y, en ciertos casos, son penalmente sancionables, mas no siempre son susceptibles de visibilizarse públicamente allí cuando el entorno, e incluso la propia víctima, los disimula o calla.

A su vez, los castigos y actos abusivos en el ámbito penitenciario, estudiado ficticiamente por el profesor Zimbardo, si bien se dan dentro de un marco regulado y supervisado por el Estado, tampoco suelen ser infrecuentes. Los funcionarios de dichos centros se rigen por reglamentos internos y ejercen funciones con sus limitantes; y en aquellos casos de ejercicio de abuso de poder, los responsables son susceptibles de sanción acorde al nivel de gravedad del caso. Por su parte, los internos, a excepción de la libertad, conservan derechos que los protegen del abuso de poder por parte de los funcionarios penitenciarios. Tanto en este caso como en el anterior los hechos de abuso están prescritos y la conducta funcionaria regulada por reglamentos internos y leyes.

Por el contrario, el acto de torturar constituye un procedimiento de agresión sistematizada, extrema y sin otras limitaciones que las que estime quien lo ejerce. Existe un sometimiento absoluto de la víctima a quien se le inflige, de manera progresiva, un severo maltrato psicofísico y moral. Cuando un órgano gubernamental u oficial se allana a dicha práctica y la permite, al mismo tiempo la encubre y así puede llegar a desarrollarse en alta escala. A diferencia de los casos de maltrato anteriores, la aplicación de tormentos constituye un fenómeno severamente sancionado en lo penal, por lo cual de darse ello, sucede en espacios no públicos. Constituye, de por sí, un fenómeno oculto, disimulado, silenciado y negado ante a la opinión pública[21]. La tortura, sancionada en la Declaración Universal de los Derechos Humanos y penalizada a lo largo y ancho del orbe, constituye una práctica universalmente repudiada, prohibida y sancionada legalmente; y considerada un agravante el hecho de que ocurra a manos de agentes del Estado.

En suma, las investigaciones de Phillip Zimbardo y Stanley Milgram reportaron diversas manifestaciones de maltrato en los ámbitos laboral y penitenciario, comparativamente distinto a la fenomenología de la tortura. No obstante, el primer académico investigador también terminó por interesarse en este último fenómeno, dado que en su experimento pudo constatar ciertos actos de abuso llamativamente crueles y que provocaban satisfacción en quienes oficiaban el rol de guardias.

Los hechos de torturas cometidos por soldados norteamericanos relativamente jóvenes, de ambos géneros y distinto rango militar, en la prisión de Abhu Ghraib con prisioneros iraquíes[22] fue una noticia que atrajo la atención mundial. La filtración de grabaciones, como suele ser la regla en casos de torturas y abusos, fue el medio que

21 Basta con revisar las declaraciones de los funcionarios del Estado procesados por violación de derechos humanos en el periodo 1973-1990 en nuestro país.

22 Las imágenes mostradas en televisión que dieron la vuelta al mundo mostrando a prisioneros iraquíes junto a sus custodios generó tal impacto que el Departamento de Estado norteamericano abrió una investigación con sanciones para soldados involucrados y oficiales a cargo de esa prisión.

permitió conocer en detalles aquellos hechos. Al analizar, Zimbardo, comparativamente ambos fenómenos –el de sus estudiantes voluntarios de la Universidad de Stanford versus los miembros del Ejército de los Estados Unidos en Irak–, pudo constatar ciertas similitudes: así como no todos los estudiantes que oficiaron de «guardias» mostraron conductas crueles o sádicas para con los compañeros en el rol de detenidos, tampoco la totalidad de los soldados del cuartel de Abhu Ghraib se sumaron, activa o pasivamente, al maltrato vejatorio de los prisioneros. Este punto le permitió sostener la hipótesis de que existirían ciertos factores personales que juegan un rol en la opción de oficiar como torturador. Sin embargo, lo más llamativo fue que en ambas situaciones se pudo constatar que sujetos, habitualmente, pacíficos y autocontrolados en la vida cotidiana, esta vez se comportaron de manera abiertamente cruel y violenta.

Las conclusiones del investigador apuntaron a que los contextos de tipo penitenciario y militar constituyen factores que favorecen este tipo de comportamientos violentos. La permisividad frente a actos gravemente abusivos y cuando responden a la orden emanada de un oficial o superior adquirirían relevancia en estos casos. La enseñanza que arroja la investigación de Zimbardo apunta al rol que puede prestar una institución castrense en el fenómeno del maltrato vejatorio y cruel de prisioneros. También permite formular la hipótesis de que existen instituciones con mayores o menores condiciones que favorecerían ciertas prácticas abusivas, entre ellas la tortura; y que cuando ello ocurre de manera habitual, la incorporación de aspirantes a sus filas se rige bajo un criterio de perfil *ad hoc*.

En otro estudio realizado en Brasil, en el cual el profesor Zimbardo coparticipó con investigadores de dicho país sudamericano y que fue aplicado en agentes de los denominados «Escuadrones de la Muerte» que practicaban torturas de detenidos políticos, se investigó un aspecto de interés general; a saber, el estado de salud mental de estos militares. En dicha investigación no se hallaron enfermedades mentales previas ni posteriores a la práctica de los interrogatorios en prisioneros, lo cual no debiera sorprender, puesto que un informe de salud satisfactorio constituye requisito de ingreso en toda institución castrense o policial. Por otra parte, este dato apuntaría al tipo de rol que podría ejercer una institución castrense en la conformación de un futuro soldado, como es el adoctrinamiento, y que resultarían determinantes en dicho proceso. Lamentablemente, los investigadores no indagaron ni reportaron datos acerca de los tipos de personalidad de los participantes de dicho estudio[23] lo cual habría sido de interés para poder aproximar perfiles de quienes practican o han practicado la tortura.

En suma, las enfermedades psiquiátricas por lo visto se encuentran ausentes en torturadores, al menos, en los uniformados, lo cual no es de extrañar. El procedimiento de selección para ingresar a una institución castrense es altamente exigente y riguroso y, obviamente, incumplen los requisitos quienes padezcan de alguna enfermedad o trastorno mental. Y si en el curso de la carrera militar surgiera, de modo recurrente o permanente, alguna psicopatología, ello constituiría causal de baja por incompatibilidad con la función institucional.

Para ir cerrando este capítulo, podemos resumir que hasta aquí las investigaciones en materias de violencia y agresión humana dan cuenta de cómo en ciertas instituciones policiales y castrenses, donde de por sí existe una organización férreamente jerarquizada y bajo estrictas reglas de disciplina y obediencia, en el cual el rol de los mandos superiores para con el contingente bajo su mando juega un papel relevante, todas las anteriores conforman factores potencialmente favorecedores de prácticas de abusos y malos tratos con los prisioneros[24]. ¿Cuándo un superior ordena a un subordinado interrogar bajo apremios a un prisionero catalogado como «enemigo de la patria»? ¿Qué cabe esperar de dicho subalterno? El desenlace en tal situación dependerá de la moral y ética personales, pero también del adoctrinamiento ideológico y capacitación, tanto del oficial que emite la orden como del subordinado destinado a cumplirla. Dado el particular caso de verse destinado a cumplir funciones de torturador, el elegido además recibirá adoctrinamiento y entrenamiento ad hoc.

---

23 La personalidad es una estructura mental que determina el modo de ser y de relacionarse con el entorno; en consecuencia, su estudio también constituye un elemento importante a la hora de determinar el porqué de la conducta de un sujeto.

24 Los torturadores de la DINA/CNI mayoritariamente correspondieron a miembros del Ejército y Carabineros, y, en menor medida, a funcionarios de otras ramas de las Fuerzas Armadas y Policía de Investigaciones. También hubo prisioneros y prisioneras que terminaron oficiando como colaboracionistas y fueron contratados como funcionarios de los aparatos de inteligencia militar.

Como lo demuestran las investigaciones, el ser humano promedio de por sí no está exento de incurrir en actos abusivos allí cuando ocupe cargos directivos dentro de una institución civil. Pero si ese mismo sujeto posee además vocación castrense, una vez ingresado a una rama de las Fuerzas Armadas y Policiales, podría, mediante un proceso de adoctrinamiento, desarrollar y afianzar dicho potencial violento. Por tanto, aquí también encontramos otros factores predisponentes y a considerar en la cuestión acerca de la conformación de un torturador.

Antes de analizar el rol que pudiese jugar la institución, pasemos a efectuar una somera revisión histórica acerca de la postura del Estado chileno frente la práctica de la tortura por agentes o funcionarios públicos; vale decir el comportamiento histórico de los gobiernos de turno frente a este fenómeno.

2. La tortura en Chile

Algunas de las interrogantes que nos formulamos y respecto de las cuales vamos a intentar en este apartado arrojar luz al respecto, son:

- ¿Desde cuándo existen registros historiográficos de la tortura en Chile?
- ¿Qué tan inédita o frecuente fue dicha práctica por parte de funcionarios del Estado en Chile hasta antes de 1973?
- ¿Una realidad sociológica de larga data o históricamente reciente? ¿Un fenómeno inédito o, a lo menos, excepcional en la historia del país? ¿O, por el contrario, una práctica habitual desde antaño?
- ¿Su origen estuvo focalizado en ciertos estamentos de la sociedad chilena o se desarrolló en un contexto más amplio?
- ¿Impuesto desde fuera de las fronteras o generado desde dentro de los márgenes locales y nacionales?
- ¿Representó una práctica propia de ciertos estamentos del Estado chileno o hubo periodos en que pervivió dispersa en la sociedad?
- ¿En alguna época fue tolerada o aceptada, o siempre se la cuestionó desde diversos ciertos sectores de la sociedad?
- ¿Ha sido facultad exclusiva de ciertos órganos del Estado? Y, en ese caso, ¿qué participación les ha cabido a las policías y ramas de las Fuerzas Armadas, respectivamente?
- ¿A partir de cuándo se la proscribió y legisló al respecto? Y ¿cuándo aparecieron las primeras denuncias y sentencias condenatorias en favor de las víctimas querellantes?

2.1. Antecedentes históricos de la tortura en Chile[25]

Hay mil trescientas causas de derechos humanos abiertas todavía.

Tomás Vial, editor del Informe de DDHH de la UDP.
Entrevista en CNN, diciembre de 2018

Chile no estuvo ausente de la realidad política latinoamericana e internacional de las décadas de los sesenta y setenta, cuando y donde los ejércitos locales adscribieron a la doctrina de la política internacional de los Estados Unidos. No obstante, los factores históricos de cada nación o pueblo forman parte del crisol donde se fragua el ser nacional. ¿Qué se sabe del periodo anterior a esa época respecto de la visión que mantuvo el Estado chileno respecto a la práctica institucional de la tortura con personas detenidas o convictas?

Existen crónicas que datan del periodo de la colonia española y documentos históricos que datan del siglo XIX, posterior a la Independencia, en los cuales se informa cómo fueron aplicadas por los conquistadores españoles diferentes formas de tormentos, las que luego fueron institucionalizadas en los aparatos del Estado de la sociedad chilena una vez emancipada de España.

Desde tiempos de la conquista de América Latina bajo el reinado de los reyes católicos de España existen testimonios de habitantes de la Capitanía general de Chile que fueron juzgados por la Santa Inquisición en Lima, capital del Virreinato del Perú, por cargos de herejía y brujería: efectivamente, dichos procesos se acompañaban de prácticas de interrogatorios en los cuales se obtenían «confesiones» bajo cruentos procedimientos aplicados por los inquisidores de turno. El historiador José Toribio Medina apuntó en sus escritos que los métodos para forzar una confesión consistían en «el potro, las vueltas de la mancuerda, la garrucha y el agua que se echaba por la boca teniéndolos tendidos para arriba». Como puede constatarse,

---

25 Los contenidos de este apartado fueron, esencialmente, extraídos del excelentemente documentado capítulo «Marco histórico: terrorismo de Estado y tortura en Chile» de los autores Brian E. Loveman y Elizabeth Lira, en Verdugo A., Patricia (editora): *De la tortura no se habla*, Catalonia Ltda., segunda edición, 2005, a quienes reconozco y agradezco su valioso aporte historiográfico en esta temática.

dicho tribunal eclesiástico católico ejercía sus funciones manteniendo el mismo y tradicional estilo de la otrora e histórica Santa Inquisición del «Viejo Mundo», tanto en España como en sus respectivas colonias.

Por su parte, Benjamín Vicuña Mackenna se refirió a «la cotidiana práctica del azote en contra del indio y el esclavo» como «la pena de la conquista»; y agregaba: «El taciturno reo chileno ... confiesa, en el acto, delante del látigo, como confesaba el indio, delante Pedro de Valdivia i (sic) el negro esclavo, en presencia de la cruel doña Catalina de los Ríos». Los azotes, castigo de rutina en tiempos de la Colonia, fueron abolidos en 1814, pero como pena sería reestablecida después de la guerra civil de 1829 y durante el gobierno del presidente Manuel Montt en 1851, persistiendo a lo largo de casi todo el siglo XIX. Esto quedó graficado en un artículo publicado en 1891 en la *Revista Forense Chilena*, autoría del abogado Robustiano Vega, quien además del tradicional azote mencionó otros crueles castigos, tales como la suspensión en el aire de una persona tomada de los brazos atados por la espalda, apretar los dedos doblados con un instrumento de fierro, entre otros.

Sobre qué ocurrió en territorios chilenos una vez alcanzada la independencia por los ejércitos comandados por los padres de la patria, existen registros históricos de cómo los liberales de la época calificaron a los gobiernos de Prieto, Portales y Montt de «dictaduras» por las acciones abusivas en contra de la población disidente: Victorino Lastarria, por ejemplo, levantaba su voz para oponerse al «rigor innecesario» por parte de las autoridades. Y fue así como en el Código Penal de 1874 esto fue considerado, en su sección IV, donde frente a «los agravios cometidos por los funcionarios públicos a los derechos garantizados por la Constitución» se contemplaban penas para quienes a un reo «aplicaren tormentos o usaren con él un rigor innecesario». Vale decir, ya a mediados del siglo XIX, en Chile la tortura practicada a detenidos o prisioneros por agentes del Estado comenzaba, en algunas de sus manifestaciones, a ser penada por la ley.

En plena guerra civil de 1891 se presentó una acusación constitucional contra el ministerio del presidente José Manuel Balmaceda con el fin de, entre otros, investigar y determinar si «se flageló a muchos ciudadanos en la cárcel pública i otros lugares en virtud de órdenes o mandatos verbales de la policía o de otros empleados de la administración (pública)».

En 1931, se constituyó la *Comisión Investigadora de Actos de la Dictadura* para investigar «flagelaciones, torturas y asesinatos» a manos de funcionarios de prisiones durante el gobierno de Carlos Ibáñez del Campo (1927-1931). Según testimonios recopilados por dicha comisión investigadora, se pudo establecer que la tortura había sido una práctica habitual de la policía.

En el mandato de Arturo Alessandri Palma (1932-1938) se recibieron denuncias en ambas cámaras del Congreso respecto de «relegaciones, encarcelamientos, flagelaciones y torturas de presos políticos hasta con 'una máquina eléctrica'». Los azotes y maltrato de reos también tomaron lugar en los años siguientes[26]. En el gobierno del Frente Popular (1938-1941) se acostumbraba a acudir al indulto presidencial por la pena de azote, la cual fue, formalmente, abolida en el año 1949. Así como hubo registros de denuncias de torturas perpetradas a opositores en los gobiernos de Balmaceda e Ibáñez del Campo, también los hubo en los períodos de González Videla, Eduardo Frei y Salvador Allende. A la fecha de septiembre de 1973, en las comisarías y recintos de la Policía de Investigaciones estaba «institucionalizada» la práctica de «maquinear» a los detenidos que no confesaban o reconocían sus delitos durante los interrogatorios por funcionarios de dicha institución del Estado de Chile. Aquella «caja de madera con un generador de corriente en su interior desde donde salían dos cables emisores de electricidad se sabía que era un conocimiento ancestral, aprendido de la policía francesa, la Sureté Nationale», un secreto histórico a voces en la sociedad chilena del siglo XX.

En suma, los tormentos aplicados a sujetos presos o detenidos por parte de funcionarios del Estado nunca estuvieron ajenos en la historia de Chile. Existe un acopio historiográfico de dichas prácticas y no constituyen novedad en las crónicas de la nación. Sin embargo, dicho acontecer sufrió un drástico y explosivo vuelco en el periodo que abarcó desde el año 1973 hasta las postrimerías de la década

26 Para formarse una noción del ambiente político que se vivía en los años treinta, donde ya existían aparatos secretos de seguridad conformados por funcionarios del Estado chileno que secuestraban, torturaban y eliminaban a adversarios políticos, se recomienda la lectura de *Carrascal, boca abajo*, cuento histórico-novelado del escritor Claudio Rodríguez Morales.

de los ochenta a fines de siglo XX. Los datos estadísticos de aquel período hablan por sí solos.

Las personas que fueron encarceladas y torturadas durante el régimen del general de Ejército y autoproclamado presidente de la República, Augusto Pinochet Ugarte, se estiman entre 38 y 40 mil, lo cual habla de una política de Estado, una planificación cuidadosamente diseñada y sistemáticamente aplicada que se valió de un aparato de inteligencia altamente organizado y generosamente dotado de personal y recursos materiales y técnicos, así como de apoyo logístico por parte de sectores de las Fuerzas Armadas, Carabineros y Policía de Investigaciones.

Por su parte, los testimonios prestados por las víctimas ante los ministros de las cortes de apelaciones son elocuentes. En el tomo caratulado «Tejas Verdes»[27] es posible tomar conocimiento de cómo se experimentó con el sufrimiento humano en aquel laboratorio del coronel Manuel Contreras Sepúlveda:

> Habían sido quemados con cera hirviendo, les había puestos ratones en distintas partes del cuerpo, sobre todo en los genitales. También arañas. Alguna detenida señalaba que una compañera de presidio presentaba mordeduras de perro en su vagina. Cuando evacuaban involuntariamente, producto de los golpes, la violencia y el miedo, les daban de comer sus propios excrementos. Los colgaban y estiraban como en la Edad Media. A algunos los obligaron a jugar a la ruleta rusa y a las mujeres las violaban varias veces, incluso delante de sus seres queridos. Algunas quedaron embarazadas. A otras les habían abierto la vagina para aplicarles corriente con mayor efectividad. A ellos les cortaban los testículos. Varios testimonios indicaban que les habían sajado las piernas y que luego los cauterizaban con algo similar a las planchas para la ropa.

Si bien no se trata de un fenómeno ajeno para la historia de Chile, fue a partir de 1973 que la tortura fue institucionalizada y practicada a alta escala, como nunca antes. Los torturadores y la tortura, cuantitativa y cualitativamente, ascendieron a niveles hasta entonces inéditos e impensados. No fue un fenómeno aislado ni puntual, sino que respondió a una política de Estado. Lamentable y tristemente, este periodo histórico representa una inmejorable fuente de información

27 El Regimiento «Tejas Verdes» fue la cuna de la Dirección de Inteligencia Nacional (DINA). Por allí pasaron y fueron entrenados muchos de los futuros torturadores.

para investigar acerca de la práctica de «la tortura del hombre por el hombre» en todas sus formas y dimensiones.

Después de esta ilustrativa reseña histórica, que claramente nos muestra que los malos tratos y abusos por parte de funcionarios del Estado chileno con personas detenidas o prisioneras no han estado ausentes en la historia nacional, a continuación examinaremos otros factores que pueden incidir y contribuir en la conformación del torturador[28].

2.2. El contexto latinoamericano de la «Guerra Fría»

El marxismo no es una doctrina simplemente equivocada, como ha habido tantas en la historia. ¡No! El marxismo es una doctrina intrínsecamente perversa, lo que significa que todo de lo que ella brota, por sano que se presente en apariencia, está carcomido por el veneno que corroe su raíz. Eso quiere decir que su error es intrínseco y, por eso mismo, global, en términos que no cabe con él ningún diálogo ni transacción.

Mensaje de Augusto Pinochet Ugarte
dirigido al país el 11 de septiembre de 1976

La función del Ejército es la ejecución del deber nacional de guerra que se impone a veces a los pueblos.

André Gavet, *El arte de mandar*, 1992

En el mensaje que el general Augusto Pinochet dirigió al país en el tercer aniversario del golpe militar, transmitió con claridad conceptos ideológicos que tomaban cuerpo en una definida política que no correspondía a una mera visión u opinión personal, sino que respondía a una estrategia geopolítica aplicada a nivel continental en el marco de colaboración entre órganos castrenses y de inteligencia de los Estados Unidos con sus pares latinoamericanos.

28 Aquí nos estamos refiriendo específicamente a aquellos que se encargaron de interrogar a los detenidos políticos; detrás de ellos hubo un aparato logístico de inteligencia con varios miles de funcionarios de oficina.

En el periodo de la postguerra, luego de la división del mundo en dos bloques ideológicos diametralmente contrapuestos, Estados Unidos reformuló su política exterior mundial, y en particular para América Latina, en atención a la amenaza que visualizaba por la instalación de regímenes comunistas en Europa del Este, la ascensión de gobiernos de corte socialdemócrata en Europa y organizaciones de ideología marxista en el denominado «patio trasero al sur del río Grande». En 1947, bajo el gobierno del presidente Harry Truman[29], se creó la Central Intelligence Agency (CIA) y luego el Instituto del Hemisferio Occidental para la Cooperación en Seguridad, mediáticamente conocido como «Escuela de las Américas». Esta última se constituyó en un centro matriz de formación en inteligencia militar de alto nivel, así como de adoctrinamiento e instrucción en guerra antisubversiva contra quien definían como el «enemigo interno». En dichos cursos para oficiales y suboficiales[30] de los ejércitos locales de la región se incluía el aprendizaje de técnicas de interrogatorio de prisioneros. En 1993, se dio a conocer una lista de unos sesenta mil alumnos latinoamericanos graduados, entre los que figuraban integrantes de escuadrones de la muerte de algunos dictadores militares.

La CIA y el ejército norteamericano recogieron las experiencias de los aparatos de inteligencia nazis durante la Segunda Guerra Mundial aplicadas en los Balcanes, así como las del ejército colonialista francés en Argelia, pero también estudiaron[31] las estrategias y tácticas de contrainsurgencia utilizadas contra las guerrillas partisanas y destacamentos independentistas de territorios ocupados por los invasores alemanes del Tercer Reich. El comandante galo Paul Aussaresses, quien a principios de los sesenta dirigió una agrupación integrada por los denominados «escuadrones de la muerte» encargados de torturar a prisioneros argelinos rebeldes, fue enviado a Estados Unidos con el

29 El presidente Truman fue quien dio el visto bueno para los bombardeos atómicos sobre Hiroshima y Nagasaki con el fin de obtener la rendición incondicional de Japón en la Segunda Guerra Mundial.

30 Existe información para asegurar que no solamente oficiales recibieron capacitación.

31 El filósofo y escritor, novelista y dramaturgo francés, Jean-Paul Sartre, en 1961, acerca de las prácticas del ejército de su país en Argelia, escribió: «Se envía el ejército a Argelia y allí se lo mantiene sin resultados. ¿Y esos ocho años de guerra feroz que han costado la vida a más de un millón de argelinos? *¿Y la tortura? Ocho años de silencio degradan. Y en vano. Ahora, el sol de la tortura se yergue en el cénit, alumbra a todo el país*». (El destacado es nuestro).

cargo de agregado militar y la misión de formar fuerzas especiales en la denominada «guerra antisubversiva». Para ello contó con diez oficiales excombatientes de Argelia. Ejerció como asesor en la Escuela de Paracaidistas en el Fort Benning[32], Alabama, y luego en el Fuerte Bragg, que terminaría convirtiéndose en una escuela militar especial destinada a capacitar militares y agentes de la CIA.

La tortura en prisioneros, tomada de las experiencias del nazismo y el ejército francés, fue aplicada por miembros del ejército estadounidense en el Sudeste Asiático y Medio Oriente, y también implementada a través de asesorías y supervisiones a miembros de ejércitos latinoamericanos en los países bajo regímenes militares durante las décadas de los sesenta y setenta. La CIA confeccionó en 1963 el Manual de Interrogatorios KUBARK, que veinte años más tarde, bajo el eufemístico título Manual de Entrenamiento para la Explotación de los Recursos Humanos, fue publicado en una versión adaptada para alumnos latinoamericanos hispanoparlantes de la «Escuela de las Américas». Así también surgieron en Sudamérica los primeros enclaves, respondiendo de esa manera a dicha política «antisubversiva». En Brasil, luego del golpe de Estado que en 1964 derrocó al presidente Joao Goulart, el Ejército de ese país fundó la «Escuela Superior de Guerra» bajo los lineamientos de la Doctrina de Seguridad Nacional. Allí se capacitarían militares chilenos, argentinos[33] y de otras latitudes sudamericanas en métodos de interrogación de prisioneros; el mismo lugar, donde se patentó el difundido método de tortura denominado «Pau de arara», que luego utilizarían agentes de la DINA en Chile. En otras palabras, desde mediados del siglo XX venía gestándose una cultura geopolítica castrense basada en una doctrina que emanaba desde el Pentágono y se impartía en las escuelas militares de Latinoamérica.

Es cierto que toda una gama de torturas físicas había sido diseñada y ensayada en la antigüedad y Edad Media. Sin embargo, serían los jerarcas nazis quienes, de forma pionera, prestarían mayor atención a

32 Centro de estudios del Ejército Estadounidense donde asistieron destacados alumnos chilenos; entre ellos, el entonces coronel Manuel Contreras Sepúlveda.

33 La Escuela de Mecánica de la Armada (ESMA) fue el principal centro de tortura, exterminio y desaparición durante la dictadura militar argentina y estuvo bajo la dirección del almirante Emilio Eduardo Massera. La Armada, a diferencia del caso chileno, llevó la delantera en este sentido respecto de las demás ramas de las FF.AA. en aquel país.

los efectos de los tormentos psicológicos en humanos, manipulando para ello a prisioneros de los campos de concentración como ratones de laboratorio de experimentación. En Dachau, el investigador Kurt Plötner, quien dirigía uno de esos estudios, reportó hallazgos «interesantes» en prisioneros intoxicados con mezcalina o ácido lisérgico (LSD), como depresión, ira y develación de los aspectos más íntimos, aunque lo que originalmente se buscaba era anular la voluntad. El presidente Roosevelt en 1942 creó la *Oficina de Servicios Estratégicos,* reclutando a los más brillantes científicos con el fin de estudiar el comportamiento humano con el fin de conseguir minar la moral del enemigo. A su vez, la CIA, en las décadas de los cuarenta y cincuenta, experimentó en humanos con diversas técnicas de interrogación, tales como hipnosis, administración de drogas y deprivación psicosensorial y del sueño. Con ello se perseguía preparar a los soldados para resistir formas de manipulación mental y diseñar nuevos métodos de interrogatorios que generaran ansiedad y sentimientos de culpa en los prisioneros. Las posturas forzadas, inmovilizaciones, aislamiento absoluto y ausencia de luz natural fueron objetos de investigación. La contemporánea y emblemática cárcel de Guantánamo representa uno de los laboratorios experimentales más extremos en esta área.

Es así como la tortura ha ido cada vez más alcanzando tal nivel de sofisticación y apuntando al derrumbe moral y psicológico del prisionero, cuya ventaja es la ausencia de evidencias físicas de la tortura. Estados Unidos, tomando la delantera, ha efectuado novedosas innovaciones formales con el fin de esquivar convenciones internacionales[34] respecto del trato de prisioneros, al modificar la condición legal de «prisioneros de guerra» por la de «combatientes enemigos» y así poder reflotar elementos de antiguos manuales de la CIA y otros que no figuran en las contravenciones de los actuales manuales de interrogatorio vigentes en ese país. De este modo, se ha asentado un inquietante precedente respecto del cual algunos investigadores advierten sobre el rumbo que podría tomar la humanidad en materias de esta naturaleza[35].

34 Para más información, véase los escritos de Miguel del Nogal Tomé sobre este tema.

35 Judith Butler, teórica social y reputada académica norteamericana, ha sido crítica de las prácticas de tortura del Ejército de su país y también denunció cómo ciertos periodistas advirtieron acerca de la inconveniencia de exponer al público las tomas de soldados torturando a prisioneros iraquíes en la cárcel de Abu Graib.

Desde la perspectiva de la geopolítica de los Estados Unidos, la guerra convencional y no convencional contra el enemigo de turno involucra costos imprevistos e involuntarios que, de acuerdo con la doctrina político-militar de ese país, se debe estar dispuesto a asumir. Este concepto involucra al conjunto de aquellos que, directa o indirectamente, se ven damnificados en los conflictos geopolítico-militares. De ahí proviene el término «daño colateral», acuñado por el Ejército norteamericano, que no pasa de ser un eufemismo a través del cual se diluyen y ocultan las responsabilidades acerca de las causas y efectos de guerras que terminan por afectar, desigualmente, por un lado, a los actores directamente involucrados y con intereses en juego, y por otro, a quienes forzada e involuntariamente se ven sometidos a los rigores de un contexto bélico convencional o no convencional. Los costos causados en estos casos no solamente se miden en vidas humanas y destrucción de áreas urbano-rurales, sino también en la instauración de regímenes o gobiernos de facto que siguen pautas en función de necesidades estratégicas geopolíticas foráneas. Uno de esos efectos colaterales es la imposición de políticas ajenas, contraviniendo el derecho de autodeterminación de un pueblo, lo cual resulta posible mediante la invasión/ocupación territorial o por intermedio de un régimen aliado e impuesto que redirija el curso de tal nación.

¿Por qué detenernos para referirnos a lo anterior? Simplemente porque el contexto geopolítico regional latinoamericano conformó un factor gravitante de lo que estamos analizando, y a partir del cual se experimentó un auge en el fenómeno de la tortura dirigido hacia quien fue definido como el «enemigo interno», con la consiguiente indicación de quienes debían ejecutar dicha función. Un escenario geopolítico sustentado en una ideología castrense de carácter transnacional que históricamente propendió a la imposición de gobiernos de facto donde imperaran determinadas políticas locales bajo cuyo alero la tortura se institucionalizó disimuladamente y desarrolló en alta escala.

Pero fuera del contexto político internacional y regional, se suma un factor de carácter local que guarda relación con cómo los órganos castrenses nacionales definieron y entendieron su naturaleza y funciones en tanto institución del Estado. El Ejército de Chile lo expresa de la siguiente manera: «...la función militar que tiene, a su vez origen en la función de defensa, es entendida como la función del Estado por intermedio de instituciones especializadas («las instituciones de la defensa») destinada a garantizar la protección, la preservación del territorio nacional y el resguardo de su soberanía (...) frente a amenazas que atenten contra ella» y que para ello se cuenta «con atributos para interoperar en conjunto o coordinadamente con la Armada y con la Fuerza Aérea de Chile»[36]. Desde una concepción doctrinaria y autodefinición institucional, los militares chilenos, interpretando la situación política nacional del momento, a partir del 11 de septiembre de 1973 pusieron en marcha un plan de acción previamente diseñado, sintiéndose convocados a asumir lo que, en la práctica, involucró hacerse cargo de una represión en alta escala contra aquellos adherentes y simpatizantes del gobierno derrocado. A este sector de la población se lo concibió como el «enemigo interno» atribuyéndole intenciones subversivas y dichas definiciones conceptuales e ideológicas constituyeron el telón de fondo que permitió y avaló que se apelara a todas las formas de represión mediante las fuerzas regulares y órganos de inteligencia castrenses, incluyendo el recurso de la tortura que, en los hechos, terminó conformando una política del Estado chileno.

El trasfondo geopolítico-militar que acompañó, facilitó, justificó y validó el recurso de la tortura. A su vez, generó una inmediata demanda de funcionarios torturadores y la necesidad de contar con programas de adoctrinamiento político-ideológico e instrucción técnica en el manejo de interrogatorio de detenidos y prisioneros políticos[37] definidos como «enemigos de la patria».

En suma, tal política de Estado surgió y merece ser considerada como un factor relevante que contribuyó al fenómeno de la institucionalización de la tortura en Chile, al validar dicha práctica y, consecuentemente, la emergencia de funcionarios públicos que se ocuparan de dicha función. Sustentada, ideológica y doctrinariamente, la tortura pudo así pasar a comprometer a un sector del Estado;

36 *Esencia del Ejército Chileno*, Capítulo II: Bases conceptuales que orientan al Ejército de Chile, Ordenanza General del Ejército de Chile, 2006.

37 La toma de prisioneros para su interrogatorio forma parte de una estrategia de inteligencia militar, ya que permite la obtención de información acerca del enemigo.

particularmente, las Fuerzas Armadas y del Orden; al mismo tiempo que su práctica sistemática se institucionalizó, abriéndose una demanda de centros de formación y profesores[38] e instructores ad hoc.

Las características del proceso que posibilitaron la institucionalización de la tortura como política del Estado se dio dentro de un particular marco continental. Pasemos a revisar aquellos factores supranacionales que incidieron en la institucionalización de la tortura en los órganos castrenses de inteligencia nacionales y de otros países del continente latinoamericano.

2.3. Las Fuerzas Armadas chilenas y la «Guerra Fría»

> *La CIA ofreció a sus estamentos asistencia en lo referente a organización interna y adiestramiento para combatir la subversión y el terrorismo procedentes del exterior... Esta asistencia consistió en manuales, soporte técnico, metodología organizativa y programas de acción detallados.*
>
> David Atlee Phillips, subdirector de la CIA, refiriéndose a Chile, en entrevista de Peter Kornbluh, 2003[39]

> *Hoy, cuando el Ejército considera nuevamente necesario rescatar esa noble tradición sintetizando lo esencial de sus funciones y de su quehacer, ha decidido reeditar una Ordenanza General en mérito a (...) la realidad histórica de la Posguerra Fría y profundas transformaciones acaecidas tanto en Chile como en el mundo durante la segunda mitad del siglo XX.*
>
> Juan Emilio Cheyre Espinoza, general de Ejército, comandante en jefe del Ejército, 2006

Chile y sus Fuerzas Armadas no estuvieron ausentes del escenario político mundial postguerra. Estados Unidos, entre 1960 y 1962, implementó en 19 países el *Military Assistance Program* (MAP). El cuartel para adoctrinamiento político-militar localizado en el *United States Southern Comand* (Comando del Sur de los Estados

38 Existen fuentes que señalan que, además de los profesores locales, se contó con el apoyo de instructores extranjeros.

39 Salazar, G. (2013). *Villa Grimaldi (Cuartel terranova) Volumen I. Historia, testimonio, reflexión*. Santiago: LOM ediciones.

Unidos) de Quarry Heights, en la Zona del Canal de Panamá, habría comenzado a funcionar en 1950, y para 1969 ya se habrían graduado 960 militares chilenos, es decir, un promedio de 50 por año. Apenas un año después de que la Junta Militar gestara el golpe de Estado en Chile, el Departamento del Ejército de los Estados Unidos habría informado que la matrícula de los militares chilenos en la «Escuela de las Américas» habría ascendido al 60 por ciento del total de los alumnos provenientes de todos los países latinoamericanos. En el periodo 1970-1974 habrían asistido a esos cursos un total de 1.041 nuevos estudiantes provenientes de Chile, lo que equivaldría a un promedio de 208 asistentes por año. El número total de militares chilenos graduados en la Zona del Canal durante el periodo 1950-1975 ascendería a 2.152. Para el año 1980, la cifra total de quienes habrían recibido entrenamiento en las diferentes escuelas norteamericanas, ubicadas ya sea en la Zona del Canal o en territorio propiamente norteamericano, alcanzaría no menos de 8.000. Los números hablan por sí solos.

¿Qué materias se dictaban en los cursos de esas escuelas norteamericanas? En términos generales, se sabe que estaban relacionadas con contenidos de la doctrina militar norteamericana conocidas como la «guerra antisubversiva» y el «control de la guerrilla urbana», que incluirían ejercicios de campo sobre tácticas antisubversivas de cinco días de duración, denominada «Operación Balboa». También estaban consideradas materias relacionadas con actividades de inteligencia y contrainteligencia en aspectos teóricos y prácticos. Y se impartían técnicas especializadas de «interrogación» con instructores especializados que desempeñaban los roles de interrogados e interrogadores[40].

Una vez derrocado el gobierno del presidente Salvador Allende e instalada en el poder la Junta Militar, el general Augusto Pinochet aceptó el proyecto que le presentó el coronel Manuel Contreras. A partir de ese momento, entró en funciones la Dirección de Inteligencia Nacional (DINA) con la implementación de centros clandestinos de detención para opositores al régimen recién instalado. Manuel Contreras, en su calidad de comandante del Regimiento de «Tejas

40 Osvaldo Romo, funcionario civil de la DINA, relató a la periodista Nancy Guzmán que, como parte de su formación en un curso de instrucción en Panamá, él mismo fue sometido a una sesión de tortura.

Verdes», a partir del mismo 11 de septiembre de 1973 ya había acondicionado allí un centro de adiestramiento en prácticas de tortura, donde entrenaría con prisioneros políticos a un grupo de agentes que más adelante lo acompañarían en la conformación de lo que sería el aparato de inteligencia que prevalecería, en cuanto a infraestructura, logística, contingente y presupuesto, por sobre los demás servicios de inteligencia de las cuatro ramas de las Fuerzas Armadas y del Orden.

Entre los centros emblemáticos de detención y tortura se cuentan la denominada «Villa Grimaldi» de la DINA y la Academia de Guerra de la Fuerza Aérea (AGA). Son miles los testimonios vertidos en declaraciones ante ministros de las Cortes de Apelaciones en los juicios por violación de los Derechos Humanos por parte de sobrevivientes que pasaron por dichos centros. Existen cientos de denuncias documentadas acerca de la pasada existencia de esos cuarteles clandestinos y, como es de público conocimiento, hubo centenares de miembros de las Fuerzas Armadas encausados penalmente en calidad de autores intelectuales y materiales por los delitos de secuestro, tortura y homicidio calificado. Así como en los juicios hubo víctimas que prestaron declaración acerca de torturas mientras permanecieron secuestradas en aquellos lugares clandestinos, también hubo funcionarios de Ejército y otras ramas de las Fuerzas Armadas y del Orden en calidad de imputados que hicieron sus descargos ante los ministros que llevaron esas causas criminales: torturados y torturadores, víctimas y encausados, prestando declaración ante los tribunales de justicia.

Existe sobrada documentación desclasificada que da cuenta de cómo la CIA norteamericana prestó diverso tipo de apoyo y asesoría a los sectores golpistas de las Fuerzas Armadas chilenas, antes, durante y posterior a la asonada militar[41]. Parte de dicho apoyo consistió en el adoctrinamiento y entrenamiento antisubversivo,

41 El «Informe Church» lleva el apellido del senador norteamericano que expuso en 1975 los resultados de investigaciones acerca de la injerencia de la CIA en Chile para el periodo 1963-1973. En 1999, Peter Kornbluh, producto de la desclasificación de 2.200 documentos de la CIA más otras fuentes, publicó el libro *Pinochet, los archivos secretos*, que da cuenta del apoyo prestado por dicha Agencia al régimen dictatorial chileno. Empero, posterior al atentado en 1976 en Washington en el cual fallecieron el excanciller chileno, Orlando Letelier y su secretaria de nacionalidad estadounidense Ronni Moffitt la imagen ante los Estados Unidos del régimen militar se deterioró, lo que, entre otras cosas consecuencias, obligó a la disolución de la DINA y el pase a retiro del coronel Manuel Contreras Sepúlveda y del mayor Pedro Espinoza.

particularmente en las modalidades técnicas de interrogatorio bajo tortura. Se sabe que militares chilenos, además de asistir a cursos dictados por asesores militares norteamericanos, también contaron con el apoyo prestado por el Ejército de Brasil, que en 1949 disponía de los denominados «Escuadrones de la muerte» y había fundado el Centro de Entrenamiento en la Escuela Superior de Guerra, que desempeñó un rol esencial en el desarrollo regional de la Doctrina de Seguridad Nacional[42]. Posterior al 11 de septiembre de 1973, funcionarios de la CIA norteamericana prestaron asesoría en la Escuela Nacional de Inteligencia dependiente de la DINA, ubicada en el ex fundo «La Rinconada» de la comuna de Maipú; allí brindaron apoyo en el adiestramiento de agentes que luego serían distribuidos en los cuarteles donde se torturó a prisioneros. Hubo testimonios de personas que dicen haber visto, posterior al golpe militar, a Contreras flanqueado por soldados boinas negras del ejército estadounidense en el regimiento «Tejas Verdes».

El contexto supranacional de la segunda mitad del siglo XX, marcado por las aprehensiones geopolíticas de los gobiernos de los Estados Unidos respecto de los acontecimientos sociales «al sur del Río Grande», justificó un programa de instrucción y adoctrinamiento de varios miles de miembros de las Fuerzas Armadas de Chile en centros formativos del ejército norteamericano. Los cursos de perfeccionamiento para oficiales latinoamericanos constituyeron un factor determinante en cuanto al tipo de instrucción político-militar, incluido el concepto del denominado «enemigo interno»[43]. De allí que, a partir del 11 de septiembre de 1973 fue implementado un plan «antisubversivo» para Chile destinado a organizar una red operativa de inteligencia cuyo objetivo fue identificar, perseguir, detener, interrogar, así como ejecutar y «desaparecer» o exiliar a

42 El arzobispo de Recife, en una entrevista con periodistas italianos, contó que en un diálogo respecto de la tortura que sostuvo con una alta autoridad militar de Brasil, éste le respondió con otra pregunta, manifestando: «¿Y usted conoce otro método más rápido y seguro para obtener información de parte de un terrorista?».

43 En el epígrafe de este capítulo, el comandante en jeje del Ejército de Chile (2006), al referirse a «la realidad histórica de *la Posguerra Fría* y profundas transformaciones acaecidas tanto en Chile como en el mundo...», implícitamente concede la preexistencia de una «Guerra Fría» en la cual combatió su rama de las Fuerzas Armadas cuando él aún era un joven militar con el grado de teniente.

militantes y simpatizantes de organizaciones políticas y gremiales del recientemente derrocado gobierno constitucional. En el período que va desde 1973 hasta 1988 los casos por torturas denunciados ante la Vicaría de la Solidaridad ascendieron a 81.051. Estos datos superaron por lejos los datos históricos nacionales y constituyen un fenómeno anómalo en la historia del país.

Hasta aquí, diversos factores que incidieron en el contexto nacional y derivaron y permitieron la conformación de la Dirección de Inteligencia Nacional (DINA), órgano que se ocupó de la detención y extendida práctica de la tortura en Chile. A continuación, nos focalizaremos en cómo se implementó esa política en alta escala bajo la forma de la tortura. Corresponde a una etapa en donde dicha práctica adquirió un auge y desarrollo nunca antes visto en la historia del país.

3. La organización de la tortura

La «guerra sucia» fue mala y las personas que la hicieron son responsables de horrendas atrocidades. Pero el Mal no fue organizado en el vacío. Las historias comienzan con el golpe de Estado de 1976.

John Kekes, filósofo, refiriéndose a la violación de los derechos humanos durante la dictadura militar en Argentina[44]

Nada justifica a los muertos a no ser que exista una guerra. En la guerra hay muertos, heridos, desaparecidos y prisioneros. Pero no hay detenidos desaparecidos en la guerra subversiva.

Manuel Contreras, entrevista a Teletrece, 1991

Para el ejercicio de la tortura bastan dos sujetos: uno dispuesto a aplicarla en otro, sin posibilidades de oponerse a aquella. Consta de una díada en la cual el segundo se encuentra absolutamente reducido, indefenso y a merced del primero. Cuando este «mecanismo» o «herramienta» para extraer coercitivamente información mediante el maltrato se da dentro de un contexto «bélico», el prisionero pasa a ser categorizado como «enemigo» e integra una nación, cultura o etnia a la cual se le ha declarado la guerra. Cualesquiera sean los motivos, políticos, religiosos, raciales u otros, este particular procedimiento pasa a constituirse en un instrumento propio de ciertos órganos castrenses situados en un particular contexto geopolítico[45]. Ocupa un lugar y cumple una función dentro del marco mayor de

44 Capítulo «Perversidad en los altos niveles», en *Las raíces del mal*, Editorial el Ateneo, 2006.

45 La tortura también puede darse en contextos de asociación ilícita, como el crimen organizado a través de «mafias» o bandas de narcotraficantes.

una estrategia político-militar cuya finalidad apunta a obtener información del enemigo o bando contrario, lo cual presta utilidad a la implementación de tácticas y estrategias con el fin de debilitar, neutralizar y vencer al enemigo y, por qué no, conseguir su exterminio total. Cuando la tortura pasa a constituirse en un arma estratégica, en un contexto político que la define de esa manera, opera desde y dentro de un aparato de inteligencia que la organiza, implementa y dirige, ocupándose de los aspectos administrativos, logísticos, técnicos y operativos. Estamos, entonces, ante una estructura organizada y jerarquizada, secreta y compleja, que asegura un funcionamiento operativo a alta escala y encarga de tareas de seguimiento, ubicación e identificación del enemigo; su captura, detención e interrogatorio en calidad de prisionero, así como la obtención, clasificación y análisis de información conseguida bajo tortura que permita y guíe la planificación y ejecución de nuevas acciones contra el enemigo.

Lo anterior fue el sello distintivo de las operaciones de persecución y represión emprendidas por organismos del régimen chileno que gobernó en el periodo 1973-1990. Y lo que apunta el académico norteamericano John Kekes acerca de la dictadura militar argentina es extensivamente válido para otros países latinoamericanos, entre los que se incluye Chile. En las primeras semanas posteriores al golpe militar hubo acciones simultáneas de los distintos órganos de inteligencia de los cuerpos de las Fuerzas Armadas y policías hasta que se fue estructurando un monopólico aparato de inteligencia que terminó constituyéndose en una maquinaria centralizada que torturó a decenas de miles de personas y dio muerte a miles más, hegemonizando las acciones en dicho campo[46]. En consecuencia, resulta importante conocer las características de dicho organismo de inteligencia, ya que conformó el marco institucional-operativo en el cual ejercieron sus tareas los tres funcionarios de Ejército que son objeto de estudio en este libro.

46 Si bien la DINA coexistió con otros organismos de seguridad castrense y policial, fue hegemónica en las tareas de represión política durante los primeros años de la Junta Militar chilena.

3.1. «Tejas Verdes»: cuna de la DINA

Alejandro Vignolo Morris, inspector de la PDI, a cargo de investigaciones en causa sustanciada por el ministro Alejandro Solís, llegó a la conclusión de que «Tejas Verdes» había sido un lugar de experimentación humana que sirvió para probar el grado de resistencia y cómo distintas técnicas pueden afectar de distintas formas a las personas. De ahí la alta proporción de muertes allí producto de los «excesos».

JAVIER REBOLLEDO, Santiago, 2013

Han aprendido la lección al enviar por fin soldados de fuerzas especiales entrenadas para luchar contras las guerrillas. La guerra de guerrillas se gana matando guerrilleros y conquistando a sangre y fuego sus guaridas, sometiendo a estricta vigilancia a la población que es la base de la cual la guerrilla vive y crece.

MAYOR MANUEL CONTRERAS SEPÚLVEDA, «Estrategia de la Guerra de Vietnam», Revista *Memorial del Ejército de Chile*, 1966

El teniente coronel de Ejército Manuel Contreras Sepúlveda, por lo que se desprende de su trayectoria castrense, se encontraba esperando el momento propicio para poner en marcha su proyecto personal de inteligencia militar como aventajado alumno que demostró ser en el curso de postgrado en Fort Benning, Virginia, Estados Unidos. El artículo que había publicado en la revista de la Academia de Guerra en calidad de profesor de la cátedra de Inteligencia y Logística, en el cual criticaba los errores nada menos que del Ejército de los Estados Unidos por pecar de inocencia y timidez en la guerra de Vietnam, daba sobrada cuenta de su visión acerca de esta materia. Un año después de esa publicación destacaría como alumno en un curso de capacitación antisubversivo, precisamente en Fort Benning, EE. UU.

En la Dirección de Inteligencia Nacional (DINA) dispuso y gozó de facultades, prácticamente, omnipotentes y omnipresentes en la tarea de persecución de adherentes y simpatizantes del gobierno del derrocado presidente Salvador Allende y organismos políticos y gremiales afines. Se dijo que el coronel Manuel Contreras pasó a ser el segundo hombre más poderoso del país después del general Augusto Pinochet Ugarte. Revisemos sucintamente el historial profesional del primero, ya que previo a su nominación había desarrollado una intensiva carrera, especializándose en el área de la inteligencia militar.

El joven alférez Manuel Conteras Sepúlveda egresó en 1948 de la escuela matriz de oficiales. En función de su elección del arma de Ingeniería fue destinado al Regimiento N° 2 de Aconcagua con base en Quillota, donde permaneció hasta 1952, cuando regresó a la Escuela Militar como instructor de la Compañía de Ingenieros. Al año fue destinado a la recién inaugurada Escuela de Ingenieros de «Tejas Verdes», donde permaneció hasta 1959, cuando partió con el grado de capitán. En 1960, ingresó al curso de Estado Mayor en la Academia de Guerra, donde conoció a Augusto Pinochet, quien era subdirector de dicho centro de estudios y profesor de Estrategia. Con él establecería una relación amistosa que, más adelante, le valdría obtener su apoyo una vez instaurado el golpe militar. Egresó como oficial de Estado Mayor, destacando como el mejor alumno de su promoción, y obtuvo el título de profesor de Academia, lo cual le valió regresar en 1966 como profesor de Inteligencia. Y en 1967 realizó un curso de postgrado de Estado Mayor en el centro del Ejército norteamericano, Fort Benning, obteniendo en la prueba final la mejor calificación de su curso, asunto que, probablemente, le valió mantener en el tiempo contacto con docentes y agentes de la CIA[47]. En 1969, con el grado de mayor, ejerció el cargo de secretario de estudios de la Escuela de Ingenieros en el Regimiento «Tejas Verdes», donde dictó clases en la especialidad de Inteligencia. En 1970 fue designado secretario del Estado Mayor del Ejército, y un año después pasaría a ejercer la comandancia del Regimiento de Ingenieros N° 4 «Arauco» en Osorno, ciudad que lo vio crecer. En 1972, asumió la dirección de la Escuela de Ingenieros que había dejado en 1959 como capitán. Gracias a una elaboración catastral y red de informantes que habría montado en la zona, pudo recabar detallada información acerca de la situación política de su jurisdicción, lo que le permitió el día 11 de septiembre de 1973 controlar, en cuestión de horas, el puerto de San Antonio y áreas aledañas. Como puede apreciarse, el rumbo de su carrera militar estuvo, tempranamente, enfocada hacia el área de la inteligencia, y supo poner en práctica sus conocimientos y experticia cuando las condiciones políticas del país se lo permitieron y requirieron.

47 El alumno Manuel Contreras, habiendo entregado sus respuestas bastante antes del tiempo asignado, obtuvo la mejor calificación en una prueba donde se presentaba un hipotético escenario bélico. El Estado Mayor Conjunto consideró que «la resolución de caso del capitán chileno garantizaba mayores posibilidades de victoria que la entregada por la computadora IBM y por los otros alumnos».

En los días posteriores al golpe militar, habilitó el subterráneo del casino y habitaciones de la secretaría de estudios del regimiento como lugares donde poder interrogar a los detenidos que comenzaban a llegar. Para esto último había implementado un sistema de transporte expedito y secreto desde el centro de detención «Cuartel Yucatán», ubicado en la céntrica calle Londres N° 38 de Santiago, hasta el Regimiento «Tejas Verdes», valiéndose de camiones frigoríficos cedidos por empresarios del puerto de San Antonio dispuestos a colaborar. Montó, a corta distancia del regimiento, a orillas del río Maipo, un campo de concentración con cuatro torres de vigilancia conocido eufemísticamente como «El Sheraton». En los mismos camiones en los cuales los detenidos eran trasladados hasta el regimiento para ser torturados, luego eran traídos de vuelta a su lugar de concentración. Al mismo tiempo, comenzó a recibir efectivos militares y policiales, algunos pedidos por él mismo, con el fin de dotarlos de una capacitación y adiestramiento en interrogatorio bajo torturas, para lo cual montó el primer campo de entrenamiento para futuros agentes de la DINA en dependencias conocidas como «Cabañas A», ubicadas en las Rocas de Santo Domingo[48]. Se estima que durante los primeros meses posteriores al golpe de Estado recibió entre 400 y 500 «alumnos». Paralelamente, continuaban sin parar las torturas de detenidos en los subterráneos del casino del regimiento. Tampoco descuidó la conformación de un equipo administrativo que comenzaría a almacenar y clasificar la información proveniente de los interrogatorios de prisioneros, así como la documentación política incautada en los allanamientos domiciliarios y de locales políticos y gremiales. Es decir, desde el mismo 11 de septiembre puso en práctica sus conocimientos de inteligencia y en marcha un plan que ya tenía en vista.

No solamente obtuvo la aprobación de Augusto Pinochet, sino que además su franco respaldo para la conformación de un organismo centralizado de inteligencia, a sólo semanas del golpe militar. Este se

48 Un ex recluta que se vio procesado en una causa por violación de derechos humanos, testimonió que fue seleccionado y trasladado desde una base aérea en el norte, donde cumplía su servicio militar junto con dos compañeros, hasta Colina, y de allí hasta las Rocas de Santo Domingo. Allí los recibió el capitán Moren Brito, quien les dijo que a partir de ese momento debían firmar un compromiso de silencio y serían instruidos e ingresados a la DINA. Integró un «grupo operativo» entre 1974 y 1978 y pasó a retiro como empleado civil de la Fuerza Aérea.

materializó a fines de septiembre de 1973, cuando el comandante en jefe de las FFAA le cedió un espacio a Contreras en una reunión ante la Comunidad de Inteligencia del Estado Mayor para que expusiera su proyecto [49]. A pesar de la oposición de un sector de los asistentes, pasó a asumir la dirección del naciente aparato de inteligencia, que gozaría de amplias facultades para operar, prácticamente, sin ningún tipo de impedimentos. Antes de que finalizara el mes, el desempeño e iniciativa mostrado le valió el ascenso a coronel.

Si bien los primeros vestigios oficiales de la DINA datan de noviembre de 1973, Contreras ya en octubre contaba con un grupo de oficiales y suboficiales operando en «Tejas Verdes» bajo sus órdenes. Por su parte, el comandante de la IV División del Ejército con asiento en Valdivia, general Héctor Bravo Muñoz, cuando tuvo que declarar por la causa caratulada como la «Caravana de la Muerte» comentó: «Recuerdo que alrededor del 20 al 25 de septiembre de 1973 (...) estuvo el coronel Manuel Contreras reclutando personal para la DINA. Él elegía a la gente y luego canalizaba esa selección a través del Departamento de personal. No había mucha posibilidad de oponerse a la destinación». Ilustrativos comentarios de un general acerca de cómo un oficial de menor rango y ajeno a su jurisdicción tomaba decisiones respecto de su personal, lo cual da cuenta de las amplias facultades concedidas por Augusto Pinochet al futuro director de la DINA, en total contraposición con la histórica tradición del Ejército chileno.

Posterior al «visto bueno» de Pinochet, el ascendido a coronel Manuel Contreras asumió con propiedad su nueva función, procediendo a conformar las primeras brigadas y agrupaciones, fijando los cuarteles y recintos de la DINA y diseñando su propia Escuela de Inteligencia. Instaló provisoriamente las oficinas centrales en el ex Congreso para trasladarse, definitivamente, a pasos de la Plaza Baquedano. Estaba naciendo una estructura hasta entonces inédita en Chile, en paralelo a los ya existentes organismos de inteligencia y

---

49 De dicha reunión convocada por el general Augusto Pinochet, a la cual asistieron oficiales de las cuatro ramas de las FFAA y del Orden, además de la Policía de Investigaciones, un asistente contó que en el transcurso de la exposición que hizo el coronel Manuel Contreras todos se percataron de que «no había nada que conversar» y que el comandante en jefe del Ejército ya había tomado la decisión y no quedaba más que acatar, y que la propia Dirección de Inteligencia del Ejército –DINE– recibió instrucciones de traspasar civiles al nuevo organismo de inteligencia.

seguridad de las Fuerzas Armadas y Policías, y cuyo futuro director gozaría de absoluta independencia, incluso respecto de la Junta Militar, exceptuando a Augusto Pinochet. Es decir, Manuel Contreras pasaría a depender, exclusivamente, del comandante en jefe del Ejército y jefe de la Junta Militar sin tener que rendir cuentas a nadie más. Un asunto que generaría incomodidad, además de preocupación y desconfianza dentro del cuerpo de generales.

En enero de 1974, los hombres entrenados en «Tejas Verdes» comenzaron a dispersarse a lo largo del país para integrarse a las brigadas del naciente organismo de inteligencia. En junio de 1974, este organismo fue oficialmente reconocido mediante el Decreto de Ley 521, en cuyo artículo 4 prácticamente se le otorgaba «carta blanca» para operar en el país. Su director, todo el tiempo que ejerció como tal, gozó del más amplio y total respaldo del comandante en jefe del Ejército. A modo de rutina, ambos adoptaron la costumbre de desayunar diariamente en el Edificio «Diego Portales», momentos en que el primero le rendía cuentas al segundo e informaba acerca de la situación del país en materias de seguridad. A modo anecdótico, también se supo que, en una reunión de oficiales, ante los cuestionamientos por parte de los presentes que se encontraban incómodos y molestos [50] por los procedimientos que estaban siendo aplicados por la DINA, Pinochet habría alzado la voz, acallando a la audiencia, exclamando: «¡La DINA soy yo!».

Mientras tanto, Manuel Contreras no perdía minutos y continuaba capacitando a sus futuros agentes, al tiempo que clasificaba información proveniente de los miles de presos interrogados del Estadio Nacional y otros improvisados campos de concentración. Seleccionó a funcionarios de las distintas ramas de las Fuerzas Armadas, Carabineros y Policía de Investigaciones, luego de estudiar sus currículos. Le encargó la misión a una capitana de Carabineros de ascendencia alemana[51] organizar la que sería la sección de mujeres del nuevo organismo de inteligencia, y escogió entre oficiales de las distintas ramas de las Fuerzas Armadas y de su exclusiva confianza, a quienes conformarían la plana mayor de la DINA. También consideró y reclutó

50 Entre ellos se encontraba el mismísimo general Augusto Lutz, quien fue jefe del Servicio de Inteligencia Militar del Ejército y secretario de la Junta Militar.

51 Se trataba de Íngrid Olderock Bernhard.

a civiles exmiembros de grupos políticos de extrema derecha[52] que habían operado durante el gobierno del presidente Salvador Allende.

A principios de marzo de 1974, Manuel Contreras se trasladaba a las nuevas dependencias de la DINA en Santiago, al tiempo que se ocupaba de la fundación de la futura Escuela Nacional de Inteligencia. Esta institución se erigió en terrenos de un fundo en el sector de La Rinconada de Maipú, donde personal de la DINA recibió adiestramiento, para lo cual Contreras también contó con asesoría de agentes de la CIA[53]. Gradualmente, fue desechando algunos centros de detención para, finalmente, centralizar las operaciones represivas en Santiago y los alrededores en dos cuarteles, «Terranova»[54] y «Simón Bolívar»[55], situados en las comunas de Peñalolén y La Reina, respectivamente. También contó con el apoyo del jerarca alemán Paul Schäfer, quien puso a su disposición las instalaciones de «Colonia Dignidad para fines de detención, interrogatorio, tortura y exterminio de prisioneros políticos»[56]. Existieron, al menos, dos clínicas dependientes de la DINA dotadas de personal médico y paramédico donde se perpetraron crímenes de lesa humanidad[57]. Para esta tamaña empresa, Manuel Contreras contó con un importante presupuesto que, además, le permitió montar una red de inteligencia internacional y financiar operaciones fuera del país.

El organigrama de la DINA incluía una Dirección, un Estado Mayor, una Subdirección y una Dirección de Operaciones, y los Departamentos de Inteligencia de Interior y Exterior. La Brigada de Inteligencia Metropolitana (BIM), dependiente del Departamento de Inteligencia Interior, el que a su vez dependía de la Dirección de

---

52 Autodenominados «Patria y Libertad» y «Comando Rolando Matus», respectivamente.

53 Manuel Contreras contó: «Yo presento el proyecto (de la DINA) el 12 de noviembre y a partir del 13 de noviembre, (Pinochet) me ordena organizar la DINA. Así se hizo hasta el primero de abril de 1974, fecha en que llegan ocho agentes de la CIA que nos dieron instrucción hasta agosto». En Guzmán, N.: *Olderock, la mujer de los perros*, Editorial Ceibo.

54 Cuartel operativo principal de la DINA.

55 Lugar de exterminio, donde cerca de doscientas personas fueron ejecutadas y «desaparecidas».

56 Manuel Contreras, en el periodo más álgido, trasladó a su hijo al fundo «El Lavadero», donde permaneció protegido por colonos alemanes, mientras él se dedicaba a perseguir militantes de izquierda.

57 El Dr. Patricio Bustos Streeter relató cómo mientras lo torturaban en la Clínica «Santa Lucía» lo pusieron en comunicación telefónica con la sala de tortura de «Villa Grimaldi» donde estaba siendo interrogada su pareja.

Operaciones y cuya jefatura estaba en manos del jefe de operaciones de la DINA Pedro Espinoza, en un primer momento operó desde el centro de detención y tortura, conocido como «Villa Grimaldi», sitio que pasó a convertirse en el principal centro de detenciones y torturas. A ella se sumaron las Brigadas de Inteligencia Regional, Brigada de Inteligencia Ciudadana y Brigada del Cuartel General; esta última se ocupó de la custodia y seguridad del director de la DINA. Dada las características inherentes a este organismo, no ha sido posible establecer exactamente cuál fue la cantidad total de funcionarios; algunos la estiman en varios cientos, aunque si se considera al personal administrativo ascendería a mucho más. La CIA, en febrero de 1974, estimaba que la DINA ya contaba con alrededor de setecientos agentes y funcionarios; y para abril de 1975, reportaba que la DINA «mantiene aproximadamente, dos mil integrantes regulares». Por su parte, el general (R) Odlanier Mena, quien se hizo cargo del organismo de seguridad cuando Manuel Contreras fue destituido, manifestó en una entrevista al diario *El Mercurio* que «es muy difícil controlar a una organización de cinco mil personas y dispersa por todo el país»[58].

Entre las operaciones efectuadas en el exterior por este organismo de inteligencia se contabilizaron los asesinatos del excanciller Orlando Letelier y su secretaria, Ronni Moffitt, en Washington, y del general Prats y su esposa, Sofía Cuthbert, en Buenos Aires, sumado al atentado en Roma donde el exparlamentario demócrata cristiano Bernardo Leighton y su cónyuge, Anita Fresno, sufrieron serias secuelas físicas. Contreras también ofició de convocante a una cumbre secreta de seguridad regional realizada en Santiago y Viña del Mar, a la cual asistieron representantes de los Servicios de Inteligencia de Argentina, Brasil, Uruguay y Paraguay. En el frente interno habría sabido neutralizar a altos oficiales del Ejército que se oponían a sus propósitos, al tiempo que, bajo extrañas circunstancias, se sumaron las muertes de dos generales[59] quienes venían

58 Entrevista concedida al periodista Mauricio Carvallo y publicada en fecha 08 de junio de 2003.

59 Alejandro Lutz, ex director del Servicio de Inteligencia Militar en noviembre de 1975, falleció por una septicemia en el Hospital Militar luego de contraer una extraña enfermedad. Sus familiares sostienen que fue asesinado; mientras que Oscar Bonilla falleció cuando el helicóptero en el cual viajaba sorpresivamente se precipitó a tierra, en marzo de 1975.

cuestionando el proceder de la DINA, así como el estilo de gobierno e itinerario político trazado por el comandante en jefe del Ejército y presidente de la Junta Militar.

No cabe duda de que fue notable cómo Manuel Contreras, alejado del centro político y militar más importante del país y con el rango de teniente coronel, en una institución altamente jerarquizada, haya sido capaz de diseñar e implementar un organismo de inteligencia con un programa de acción que le permitió, en el corto plazo, obtener el total control del país y adquirir tamaño poder. Montó un aparato centralizado y estructurado en departamentos administrativos y operativos acorde a los objetivos trazados, categorización de enemigos y tareas de inteligencia definidas para dentro y fuera de Chile. Implementó un banco de datos con información de enemigos y opositores, así como simpatizantes y adherentes al régimen. Con notable sentido de la oportunidad, supo entusiasmar y convencer acerca de su proyecto al presidente de la Junta de Gobierno Militar[60] y convertirse en una figura cercana y de confianza de la cónyuge del comandante en jefe del Ejército. Además, cultivó una estrecha relación de amistad entre ambas familias, ocupándose personalmente,de la seguridad del general Pinochet y su entorno cercano, al punto de hacerse imprescindible para él y su familia[61]. Y, por sobre todo, fue el gestor de la Dirección de Inteligencia Nacional, crisol donde se forjaron y foguearon cientos de, entre ellos algunos emblemáticos, torturadores.

Ese fue el contexto histórico y político con sus personajes, en el cual se gestó un órgano de inteligencia militar como nunca antes visto en Chile y que, incluso, atrajo la atención mundial.

En suma, gracias al respaldo recibido por parte del general Augusto Pinochet Ugarte, el teniente coronel Manuel Contreras Sepúlveda supo montar una maquinaria de inteligencia dotada

60 Se dice que Augusto Pinochet, luego del golpe militar, comenzó a tomar conciencia de que no todos los generales del Ejército y demás ramas de las FFAA compartían su visión del rol histórico a cumplir a mediano y largo plazo y, por tanto, debía buscar vías alternativas para afianzarse en el poder. La DINA le permitió contar con un órgano independiente de las FFAA, prácticamente privado y personal, a través del cual materializar sus objetivos personales y mantener un control absoluto, prescindiendo de los demás.

61 Gonzalo Vial, en su libro *Pinochet, la biografía* escribe: «la mujer e hijos del presidente llegaron, ... a una confianza total con Manuel Contreras. Era un amigo de la casa de los Pinochet».

de un vasto radio de alcance dentro y fuera del país que, por lejos, excedió las expectativas en cuanto a disposiciones y capacidades operativas, y que en lo personal le significó, durante el periodo 1973 -1977, convertirse en el hombre más temido de Chile. De allí los parecidos entre la DINA y la Gestapo nazi que algunos observadores extranjeros hicieron notar, lo que no fue mera coincidencia, ya que, al igual que en el régimen nacionalsocialista de Alemania, en este caso respondía a una política de Estado de persecución y exterminio instaurada desde el primer día en que la Junta Militar chilena usurpó el poder. Y si bien es cierto que la práctica de la tortura a manos de funcionarios del Estado a lo largo de la historia de Chile nunca fue totalmente ajena del acontecer nacional, la diferencia entre ese pasado y este fenómeno de fines del siglo XX estuvo marcado por una particular doctrina geopolítica. Esta vez la tortura no sólo se presentaba como plenamente justificada, sino que también iba enmarcada en un plan de aniquilación –física, psicológica y moral– del enemigo; le estaba concedida, al ejecutor de la represión política, una libertad absoluta para aplicar en prisioneros cualesquiera tipos de malos tratos, con la única salvedad de mantenerlos con vida, mientras existiese una mínima posibilidad de extraer más información útil de ellos. El tormento fue institucionalizado y guiado por un modelo de interrogatorio que no sólo facilitaba y justificaba, sino, además permitía e incentivaba el desborde de los más bajos instintos humanos de parte de los interrogadores. El Mal, una vez, más volvía, banalmente, a erigirse como compañero de tareas para cientos de hombres y mujeres dotados de un sistematizado adoctrinamiento ideológico y feroz entrenamiento *ad hoc*, respecto del cual le caben sobrados «méritos» al coronel Manuel Contreras.

La confluencia y potenciación de los factores de marras si bien incidieron gravitantemente en la conformación de un equipo de adoctrinados y entrenados torturadores, sin embargo, no consiguen explicar inclusivamente a la fenomenología de la tortura en aquellas particularidades que están determinadas por los modos de ser de cada sujeto, quedando así en esta primera descripción fuera las características personales de quienes fueron seleccionados para ejercer dicha función. En este modelo de preselección y capacitación de funcionarios de la DINA quedan excluidos la psicología y los rasgos individuales de cada sujeto torturador, que sí son posibles de determinar mediante el estudio y análisis de la persona y sus modos de comportamiento[62] en particular. La revisión de sus historias personales y la manera en que supieron desarrollar sus tareas y misiones como agentes de un servicio de inteligencia militar y, particularmente, el modo de relacionarse con sus compañeros y el trato para con los prisioneros políticos, es la vía de estudio para conocerlos mejor y marcar diferencias con aquellos que compartieron funciones y tareas en común. Vamos por las personalidades o peculiares modos de ser de tres destacados funcionarios de este órgano de inteligencia militar.

62 Se utiliza aquí el concepto de comportamiento en un sentido amplio, el que además de la conducta observable incluye al modo de vivenciar e interpretar la realidad, particularmente, el entorno inmediato.

4. Explorando en la mente de tres agentes de la DINA

El horror, como sabe Conrad, se encuentra en este mundo; y los demonios pueden ser pulcros funcionarios. El tormento más atroz no es cosa de ultratumba, sino de la vida.

José Ovejero, *Libro del descenso a los infiernos*, 2009

Sumariamente, lo hasta aquí expuesto en cuanto al origen y factores contribuyentes, la tortura se resume en que conforma un fenómeno causalmente multifactorial. Los «porqués» y «dónde» –vale decir, orígenes y contexto donde tienen lugar– cobran particular relevancia puesto que estos constituyen un conjunto de elementos que convergen y favorecen las probabilidades de su emergencia en la sociedad. Las ciencias biológicas y sociales, desde sus saberes, entregan un importante aporte en la comprensión de este fenómeno de la sociedad humana, dando cuenta de factores genéticos biológicos en tanto especie animal como institucionales y políticos respecto de las conductas violentas y agresivas del hombre. ¿Qué nos pueden aportar las ciencias de la mente humana al respecto?

Por una parte, sabemos que la personalidad –aquella particular estructura psíquica– que le otorga un sello único a cada sujeto, caracterizándolo de un modo singular e irrepetible, también determina las decisiones y opciones que cada uno asume en la vida, vale decir el derrotero por el cual se opta en momentos claves de la existencia, inclinando la balanza del «destino» en tal o cual dirección. En consecuencia, las ciencias de la mente y el comportamiento humano son las llamadas a descifrar los porqués de tal o cual decisión que tomamos ante opciones que la vida nos ofrece en momentos dados y que pueden determinar nuestro futuro. De allí que los próximos apartados se centrarán en indagar mediante el examen biográfico los porqués en el devenir torturador; indagar qué tipos de características personales podrían propender, además de ser compatibles con dicha opción de vida.

Los funcionarios torturadores de la dictadura cívico-militar chilena correspondieron mayoritariamente a uniformados con cimientos ideológicos comunes, sumado a un adoctrinamiento y entrenamiento en interrogatorio de detenidos, impartido por expertos instructores extranjeros. Pero hubo una segunda instancia en la cual se testearon y seleccionaron a los «más aptos» según sus *cualidades* personales. ¿Cuáles serían los criterios de este segundo examen personal? En cualquier preselección de personal las *características individuales de cada uno* son lo que define la selección entre varios postulantes que cuentan con similares currículos técnico-profesionales. En este caso, fue Augusto Pinochet quien optó por Manuel Contreras para constituirse en su brazo derecho, y éste, a su vez, quien seleccionó a quienes integrarían el órgano de inteligencia militar que tenía en ciernes. ¿Qué requisitos personales se les exigieron a estos aspirantes en atención a las funciones de aquel futuro órgano de inteligencia militar? ¿Con cuáles características además de la capacitación de inteligencia militar debían ellos contar para ser considerados para las futuras misiones en la DINA?

El estudio de la vida funcionaria y el desempeño profesional de tres emblemáticos oficiales del Ejército de Chile con pasado común en la DINA que a continuación se expone al lector, está enfocado en aquellos aspectos que permiten caracterizarlos en tanto individuos únicos e irrepetibles. Se han omitido datos de la vida personal a fin de cautelar su privacidad, salvo contadas excepciones allí donde ameritaron ser consideradas con el fin de ilustrar de mejor manera ciertos rasgos caracterológicos de la persona. El criterio de selección para este examen simplemente correspondió al hecho de haber sido los primeros agentes de un servicio de inteligencia militar chileno que, luego de la asonada del 11 de septiembre de 1973, fueron requeridos por un tribunal de justicia, en este caso de un país extranjero, e imputados por una acción criminal atribuida a la DINA[63]. Dos de

---

63 Hubo un cuarto agente de la DINA involucrado, civil y de nacionalidad estadounidense, único extraditado y entregado por la Junta Militar chilena a la justicia por el doble

ellos corresponden a figuras jerárquicamente gravitantes en lo que fue la fisonomía y funcionamiento de dicho órgano de inteligencia militar, y el tercero correspondió a un oficial de menor rango que destacó por su activa y versátil participación en operativos de la DINA dentro y fuera del país. Precisamente, fue una de esas últimas misiones la que no sólo significó el fin de sus carreras castrenses, sino que también la disolución del organismo de inteligencia que los había cobijado durante cuatro años.

Mediante dicha metodología de estudio de sus carreras militares fue posible efectuar un seguimiento de sus trayectorias y describir en cada uno aquellos rasgos de personalidad en tanto sujetos únicos e irrepetibles; singulares características personales que se vieron reflejadas en un particular patrón en su desempeño como oficiales de Ejército y funcionarios de inteligencia militar. En esto se centrará lo que a continuación expondremos, mediante una reseña biográfica de cada uno focalizada en la carrera militar, particularmente, en aquella etapa en que ejercieron funciones en la Central Nacional de Informaciones.

4.1. Manuel Contreras Sepúlveda

Nuestra misión será exterminar el marxismo
y sus ideas afines como si fueran plagas.

MANUEL CONTRERAS, 1973

El horror, como sabe Conrad, se encuentra en este mundo; y los demonios pueden ser pulcros funcionarios. El tormento más atroz no es cosa de ultratumba, sino de la vida.

JOSÉ OVEJERO, *Asomarse al abismo*, 2009

homicidio perpetrado en suelo estadounidense. Ninguno, fuera del último mencionado, fue entregado a la justicia de aquel país, ya que el comandante en jefe de Ejército los mantuvo a buen resguardo en Chile. Empero, debido a la presión internacional ejercida sobre el régimen chileno, el general Augusto Pinochet se vio forzado a darlos de baja junto con disolver a ese emblemático organismo de inteligencia, no sin antes otorgarles a cada uno un ascenso en el escalafón militar, en reconocimiento por la labor prestada como leales y comprometidos militares al servicio de la causa que él comandaba.

Si bien, el coronel del Ejército Manuel Contreras Sepúlveda, alias «el «Mamo», debido a sus múltiples responsabilidades una vez en la Dirección de Inteligencia Nacional (DINA), habitualmente nunca dejó de estar presente en las sesiones de tortura de los detenidos, sobre todo durante la etapa avanzada y de mayor auge de este organismo militar de inteligencia. Cuando todavía ejercía la comandancia del Regimiento «Tejas Verdes», personalmente y «por mano propia» se ocupó de instruir a sus alumnos, exponiéndolos a cruentos pasos prácticos en esta disciplina de interrogatorio. De modo didáctico, fue mostrándoles diferentes técnicas de tormento con prisioneros, quienes hacían las veces de «ratones de laboratorio». Les expuso con claridad cómo había que dejar de lado cualquier consideración humanitaria con los torturados y saber aplicar con «profesionalismo» las diferentes técnicas de la disciplina a fin de «quebrarlos» física y moralmente; y, por sobre todo, les enfatizó que lo que primaba era la obtención de información que facilitara continuar con la caza de nuevos enemigos. Esa experiencia «pedagógica» también le fue útil para ir formándose una idea, mediante el comportamiento de los aprendices, acerca de sus perfiles y potencialidades de desarrollo en esa materia. Pudo así ir seleccionando a los futuros cuadros, según sus condiciones personales, para cargos y funciones que les correspondería asumir en la estructura del organismo de inteligencia que tenía en mente. Por su parte, a los «alumnos en práctica» les quedó claro que la piedad o compasión eran incompatibles con ese nuevo oficio. Ese fue el escenario «docente» donde se foguearon cientos de torturadores.

El párrafo que a continuación se transcribe ilustra lo que, cotidianamente, había comenzado a suceder a partir del mismo 11 de septiembre de 1973 en el subterráneo del Casino del Regimiento «Tejas Verdes», y da una pauta de cómo este oficial del Ejército interpretaba la doctrina antisubversiva y aplicaba con «el enemigo» su visión, en cuanto al tipo de entrenamiento exigido para los aspirantes a integrar la DINA:

> ...habían sido quemados con cera hirviendo, les habían puesto ratones en distintas partes del cuerpo, sobre todo en los genitales. También arañas. Alguna detenida señalaba que una compañera de presidio presentaba mordeduras de perro en la vagina. Cuando evacuaban involuntariamente,

producto de los golpes, la violencia y el miedo, les daban a comer sus propios excrementos. Los colgaban y estiraban como en la Edad Media. A algunos los obligaron a jugar a la ruleta rusa y a las mujeres las violaron varias veces delante de los seres queridos. Algunas quedaron embarazadas. A otras les habían abierto la vagina con fórceps para poder aplicarles corriente con mayor efectividad. A ellos les cortaban los testículos. Varios testimonios indicaban que les habían sajado las piernas y que luego los cauterizaban con algo similar a las planchas de ropa[64].

Fragmentos de una ascendente carrera militar de doble faz

Manuel Contreras Sepúlveda tuvo una destacada carrera militar. Entre los cargos que ocupó se cuentan: comandancia del Regimiento Ingenieros N° 4 «Arauco», dirección de la Escuela de Ingenieros, jefatura de Zona de Estado de Sitio de los departamentos de San Antonio, Melipilla y comunas El Quisco y Algarrobo, dirección de la Academia de Guerra, profesor de Operaciones Conjuntas y dirección de Inteligencia Nacional.

Prueba de su desempeño profesional cuentan las anotaciones en su «Hoja de vida y calificaciones»[65] con que culminó su carrera militar (los destacados en negrita son nuestros:

Año 1975. Calificación parcial: 7.0 en Ítems «Preparación profesional», «Condiciones de mando e iniciativa» y «Vocación profesional». **Calificación Final: 6.6.**

Año 1977[66]. Calificación parcial: 7.0 en la totalidad de las materias de evaluación – llamativamente, también incluye el ítem «**Moralidad**: manera como gobierna su vida profesional y privada» así como **«Sobriedad y buenas costumbres». Calificación Final: 7.0.**

64 Testimonio recogido de prisioneros sobrevivientes de «Tejas Verdes».

65 Presente en el reportaje *«Gran lealtad y responsabilidad»: Los comentarios de Pinochet en la hoja de vida de Manuel Contreras*. Canal 13. 30 de noviembre del 2017. Disponible en: <https://www.t13.cl/noticia/nacional/gran-lealtad-y-responsabilidad-los-comentarios-de-pinochet-en-la-hoja-de-vida-de-manuel-contreras>.

66 Calificaciones con las cuales pasó a retiro al año siguiente.

No fue un hombre inculto y menos un militar mediocre. Destacó en la Academia de Guerra[67] como un alumno aventajado y, más adelante, allí mismo ejerció como profesor y secretario de estudios. Nuevamente, brilló como alumno en un curso de inteligencia para oficiales latinoamericanos impartido por el ejército estadounidense en Fort Benning, del cual se recibió en 1969, con excelentes comentarios de sus instructores[68]. Antes había aprobado el curso de paracaidista, recibiéndose de «boina negra» en Chile y el de educación física del ejército de Brasil. Su vocación y pasión fue el área de la inteligencia militar, la que complementó con la doctrina de la «guerra antisubversiva contra el enemigo interno». Respecto de esto último, él mismo se ocupó de dejar muy en claro cuál sería su misión, como queda de manifiesto en el epígrafe de este apartado. Se dice que a lo largo de su trayectoria castrense se caracterizó por su inagotable energía de trabajo y, muchas veces, se lo pudo ver incluso realizándoles el trabajo a sus superiores. Con su inteligencia, habilidad y buena disposición habría destacado por su buena llegada con la alta oficialidad, en las tempranas etapas de su formación profesional.

En otra faceta suya, hubo testimonios del maltrato psicológico y físico que habría ejercido con cadetes bajo su mando en la Escuela Militar. Ostentando el grado de Brigadier Mayor, era recordado por sus alumnos como un instructor «prepotente, perverso, explosivo y desalmado, por decir lo menos». Se dijo que acostumbraba a impartir medidas disciplinarias «inhumanas y desproporcionadas» con los alumnos. Así es cómo habría inventado un curioso y denigrante castigo que daba cuenta de la forma en que direccionaba algunas de sus turbias pulsiones, al obligarlos a que introdujeran la cabeza en los inodoros del baño para luego tirar la cadena, «juego» que jocosamente denominó «el *shampoo*»; un ex oficial recordaría además cómo también les introducía a él y a sus compañeros de promoción el pistón de una manguera en la boca aplicando un potente chorro de agua, u otras veces, en el conducto auditivo externo, so riesgo

67 Uno de los profesores del curso fue Augusto Pinochet Ugarte. Ese sería el primero pero no único encuentro entre ambos antes del 11 de septiembre de 1973.

68 En el examen final, consistente en analizar una situación de estrategia y plantear hipotéticas soluciones, el alumno Manuel Contreras entregó su prueba bastante antes del tiempo asignado. En su informe, el Estado Mayor Conjunto reportó que la respuesta del oficial chileno daba mayores posibilidades e incluso más que las entregadas por la misma computadora IBM, por lo cual fue felicitado.

de provocar un daño del tímpano. Un capitán de Ejército que fue alumno suyo alberga recuerdos «muy ingratos, porque su trato con los cadetes que recién ingresábamos a la Escuela Militar era prepotente, perverso, explosivo y desalmado, por decir lo menos». En suma, con sus superiores fue un militar proactivo y colaborativo; con sus subalternos, un instructor severo y abusivo. Es destacable cómo tempranamente evidenció, en su trato con los alumnos, actos abusivos de sometimiento y sufrimiento de los cuales disfrutaba desde una posición desigualmente superior.

En el ámbito familiar, estando Manuel Contreras Sepúlveda aún con vida, su hijo destacaba de él un modo de ser orgulloso y acrítico, indicando que sería impensable imaginárselo asumiendo algún error y menos pidiendo perdón. Al respecto, sentenció: «Mi papá es muy orgulloso. Nunca jamás le he escuchado pedir disculpas, ni siquiera si se lleva a alguien por delante, sin querer. Él es así y va a morir así». Según estos comentarios provenientes de un familiar directo, por lo visto, pecaba de cuotas de soberbia.

Sin embargo, lo más sobresaliente fue, sin duda, su concepción y el trato respecto de un grupo de personas a quienes consideraba sus enemigos en la «guerra antisubversiva» que llevaba adelante. Existieron testimonios de exprisioneros del Regimiento «Tejas Verdes» acerca de la cruel frialdad demostrada en el comportamiento de Contreras durante las sesiones de interrogatorio de los prisioneros y prisioneras. En esas situaciones, aparecía ocupándose, personal y diligentemente, de supervisar, orientar y adiestrar a los futuros torturadores, quienes daban junto al maestro sus primeros pasos de aprendices en esa disciplina. Posiblemente, hubo trazos en los cuales se le cruzaron sentimientos de menosprecio, alternados con rencor e ira. Para muestra, un botón:

> Una vez fui torturada, directamente, por Manuel Contreras, a quien lo pude divisar porque la venda que cubría mis ojos estaba floja. Después lo reconocí en fotos. Él me torturó con otra mujer, una alemana que estaba presa porque pensaban que nos parecíamos y que, quizás, éramos hermanas. Contreras daba órdenes y supervisaba, pero también participaba directamente en las torturas. En esa sesión, él me golpeó, me dio cachetazos y me insultó[69].

69 Testimonio de Luz Ayrés Moreno ante don Álvaro Zúñiga, cónsul general de Chile en Nueva York, EE.UU.

El día que Manuel Contreras recibió a sus primeros pupilos, en su calidad de comandante del regimiento les dio la bienvenida con un motivador discurso alusivo, exaltándoles el orgullo de haber sido seleccionados para formar parte de la elite del Ejército en una nueva unidad de primerísima importancia. Uno de sus criterios selectivos de reclutamiento, al revisar las hojas de vida de los aspirantes, fue el poseer antecedentes de mal comportamiento y problemas interpersonales. Es más, durante una recepción de un contingente de aspirantes les habría manifestado a los recién llegados: «¡No me sirven los santos aquí, necesito prostitutas, ladrones y asesinos!», dejando, de esa manera, en claro el perfil que debía distinguir a los futuros integrantes del servicio que tenía pensado organizar[70]. Por lo visto, su criterio de reclutamiento se acercaba a parámetros de antisocialidad en los aspirantes, respaldados por un prontuario ad hoc, al mejor estilo de proceso de selección para una empresa ilícita. Existen testimonios de jóvenes reclutas cumpliendo la conscripción militar en diversos puntos del país que de un día para otro fueron convocados a «una comisión especial», subidos a un avión y aterrizados en el regimiento de Peldehue o aeropuerto de Cerrillos para luego ser trasladados hasta «Tejas Verdes», donde los recibió Manuel Contreras en traje de campaña. Uno de ellos narró: «Contreras nos dijo que ahora pertenecíamos a la DINA y nos dio una arenga patriótica». Luego vendrían las «clases teóricas y los pasos prácticos» de aquellos jóvenes novatos.

Sin duda, Manuel Contreras fue un «aventajado» y visionario oficial del Ejército de Chile, quien tuvo claro hacia dónde apuntaba su proyecto de inteligencia y seguridad. También fue un ambicioso oficial que supo arrimarse al máximo poder, personalizado en la figura del general Augusto Pinochet Ugarte, con el propósito de alcanzar su acariciada y soñada meta de conformar y dirigir un servicio secreto de inteligencia «de primer nivel», acorde a sus parámetros de excelencia. Fue un profesional ambicioso alejado de la mediocridad.

Su particular estilo personal le valió, entre otras cosas, que la Dirección de Inteligencia Nacional (DINA) fuera etiquetada como la

---

70 Para la plana mayor de la DINA, el coronel Manuel Contreras seleccionó a los oficiales más decididos y capaces con conocimientos en inteligencia militar, mientras que de los suboficiales y clases, a aquellos con bajas calificaciones y malos antecedentes de conducta.

«Gestapo chilena»[71]. Y qué duda cabe respecto de sus conocimientos y capacidades en esa materia militar, si con precarios recursos montó una eficiente maquinaria que fue capaz de captar y trasladar a cientos de detenidos políticos, en tiempos óptimos, desde Santiago hasta su regimiento en San Antonio y concentrarlos en un improvisado campo de prisioneros, eufemísticamente, denominado «El Sheraton». Allí fueron segregados según sexo y niveles de «peligrosidad» acorde a cargos y funciones que ocupaban dentro de sus respectivas agrupaciones políticas y sindicales. Se calcula que sólo durante los tres primeros meses del régimen militar, alrededor de 1.600 detenidos pasaron por «Tejas Verdes» y la cárcel de San Antonio. Lo destacable y terrible, a la vez, fue cómo con los escasos recursos que tuvo «a mano» pudo implementar una eficiente cadena de montaje gracias a la cual, diaria e ininterrumpidamente, se interrogó, torturó y, en muchos casos, exterminó personas[72], con una permanente rotación de los futuros agentes la DINA. Con el tiempo montó un aparato administrativo de inteligencia que se ocuparía de acopiar, clasificar, organizar y archivar la información que entregaban los detenidos bajo tortura, además de los cientos de documentos políticos incautados en los allanamientos a domicilios y locales. Más adelante, vendrían las tareas de inteligencia de análisis de todo aquello. Tenía claro el plan e itinerario de conformación del órgano de inteligencia militar a concretar.

Algo que destacó en él, en su calidad de máxima autoridad militar y administrativa de San Antonio y alrededores, fue la ausencia de escrúpulos y piedad demostrada allá abajo en las improvisadas dependencias de tortura de «Tejas Verdes» que funcionaron bajo su absoluto arbitrio y sin ningún tipo de fiscalización del Ejército. Testimonios de algunos de sus subordinados a cargo de los interrogatorios y custodia

71 Estas observaciones provinieron desde el mismísimo Ejército: el general Sergio Arellano Stark advirtió que «se estaba hablando de una verdadera Gestapo»; mientras que, por su parte, el general Oscar Bonilla, en entrevista con la revista *Qué pasa* manifestó: «No es posible que ya se esté hablando de una Gestapo, con todos los macabros recuerdos que esa palabra trae desde los tiempos de la Alemania Nazi».

72 Esto inevitablemente retrotrae al emblemático juicio en contra del jerarca nazi Adolf Eichmann en Jerusalén, en el cual este teniente coronel de las SS, con abismante frialdad, argumentó y defendió al eficiente sistema montado que trasladaba a decenas de miles de prisioneros judíos en tiempos optimizados hasta los hornos de los campos de exterminio nazis.

de detenidos señalaron respecto de los detenidos que «muchos morían producto de los tormentos» . También se tuvo conocimiento de que algunos «eran sacados del regimiento, los colocaban en botes y los llevaban a alta mar donde eran botados» . Se comentaba que actuaba como «amo y señor en sus dominios». Se mostró frente a su gente como un comandante seguro de sí mismo, con los objetivos claros y voz de mando, siempre acompañando sus órdenes y lecciones con el ejemplo propio, por lo cual transmitía respeto, convicción y claridad acerca de lo que él esperaba de sus pupilos: disciplina, obediencia ciega, compromiso con las tareas y misiones, sin cuestionamiento alguno y total ausencia de contemplación o piedad alguna para con los prisioneros a la hora de cumplir con el deber.

Cuando en Santiago y el resto del país, en improvisados campos de concentración, soldados y carabineros se centraban en interrogar y torturar, y en trasladar a los detenidos fusilados hasta el Instituto Médico Legal, ya existían testimonios de cómo cuerpos de prisioneros muertos en la tortura o, simplemente, ejecutados, eran arrojados al mar frente a las costas de San Antonio, lo cual comenzaba a mostrar otras facetas de la persona del director de la Escuela de Ingenieros de «Tejas Verdes» y futuro director de la DINA. Un decidor indicador de su personal estilo fue cuando el trato con los prisioneros mejoró, ostensiblemente, luego de dejar Manuel Contreras la comandancia del regimiento para asumir funciones en la dirección del nuevo organismo de inteligencia en Santiago.

Lo anterior refleja aspectos de la visión del entonces teniente coronel Contreras respecto de quienes consideraba sus enemigos y, al mismo tiempo, iba mostrando peculiares facetas de su personalidad. Exponía una fría racionalidad y férreo autocontrol que se acompañaba de una ausencia total de piedad para con los prisioneros, ni hablar de empatía. A estos, él se los representaba como meros objetos despreciables y exentos de toda humanidad que no merecían ningún tipo de contemplación; una especie de despreciables marionetas a ser manipuladas en las cámaras de torturas. Una suerte de fría y fanática ideología acompañada de un comportamiento mecanizado ausente de cualquier atisbo de sensibilidad y emocionalidad, que rememora a la gélida oficialidad de la Gestapo durante las tareas de exterminio de prisioneros judíos en los campos de concentración nazis[73]. La mayoría de estos prisioneros no sobrevivieron y perdieron la vida en las cámaras de gases. Muchos de los sobrevivientes de «Tejas Verdes», por su parte, quedaron con secuelas físicas y psicológicas de por vida. En las fojas de una causa por el delito de tormentos de un ex detenido en dicho regimiento, se lee:

> ... se encuentra legalmente acreditado en el proceso que Segundo Feliciano Cerda Troncoso fue detenido el 18 de enero de 1974 (...) lo sacaron a las tres de la madrugada y en el subterráneo del regimiento, lo golpearon en todo el cuerpo con un «tonto de goma» (madera forrada) de un culatazo le quebraron algunos dientes, le aplicaron el método de tortura conocido como «el potro» en que quedaba balanceándose colgado de unas argollas de un pie y de la muñeca; lo amarraron a un colchón mojado, le aplicaron la «cámara de gas», lo sostuvieron de las manos desde el techo y debajo colocaron un balón de gas el que abrían; en la «parrilla» le colocaron cables eléctricos en todo el cuerpo y le aplicaron descargas, le ensartaron agujas debajo de las uñas de las manos y de los pies, le hicieron tragar una píldora de metal conectada a una cadena... lo recostaron en una cama mojada, le amarraron las piernas al techo y le hicieron cortes en las piernas y luego en las heridas le aplicaron corriente eléctrica; le introdujeron un palo en el ano. Allí estuvo unos 15 días... Presenta físicamente cicatrices de quemaduras antiguas, de heridas contusas y excoriaciones explicables por la acción de elementos térmicos contundentes y contuso-cortantes de pronóstico grave y lesión crónica de tercera vértebra lumbar y, psicológicamente, un trastorno por estrés postraumático, producido por la sobrecarga vivencial que padeció en enero de 1974 al ser sometido a torturas.

Muchos han concluido que el teniente coronel Manuel Contreras instaló un «laboratorio de ensayo de tormentos» en el cual «incursionó» en todas las áreas del sufrimiento humano posible. Fue un proceder calculado y experimental, sin excluir los casos de presos importantes de los cuales importaba extraer información valiosa desde el punto de vista de la inteligencia militar. Pero también hubo registros de comportamientos suyos de carácter vindicativo y que evidenciaron que no siempre se conducía con absoluto autocontrol como se desprende del sorprendente testimonio de quien nunca

73 Más adelante, veremos cómo, al igual que ciertos oficiales nazis, igualmente hubo elementos de sadismo de parte suya durante las sesiones de tortura.

entendió por qué, luego de ser duramente sometido a tormentos, fue liberado y salvó con vida como para narrarlo[74].

> Un ex prisionero del regimiento «Tejas Verdes» narró cómo, estando maniatado y la vista vendada, uno de sus aprehensores le manifestó con una mezcla de molestia y sarcasmo que a pesar de la tortura había sido uno de los pocos que no entregó información: «Nunca dijiste nada, nada de lo que te preguntamos. Te mantuviste en la tuya, ... nos dejaste una espina metida, ... un huevón que no sabe nada de nada... Estuviste bien, de verdad te lo digo..., vos te merecís un premio». Y, luego de expresar esto, el detenido fue subido a una mesa con los pantalones abajo, sujetado con correas y levantada sus piernas en «V» mientras era sometido a una violación sodomítica. Este sobreviviente, años después, recordando aquel episodio le manifestaría al periodista: «Se tomaba de las correas que me tenían aprisionado para darse más impulso» y que mientras sentía la penetración, una voz que le decía: «No hablaste nunca, maricón... ¿Te gusta maricón?». Para, luego, «¿Querís más?» sintiendo que esta vez terceros le introducían un palo por el ano. Al ser regresado a sus compañeros en el campo de concentración ellos constataron que sangraba por atrás. Años más tarde, esta persona reconocería y asociaría a esa voz de antaño con la del, entonces, comandante de «Tejas Verdes».

Albores y evolución de un torturador del Ejército

... a Contreras más vale tenerlo como amigo.

General Sergio Arrellano Stark declarando ante la Comisión Rettig.

Mientras se desempeñó como jefe de zona de estado de sitio de los departamentos de San Antonio y Melipilla, Manuel Contreras Sepúlveda, todavía alejado de las esferas del poder central, se ocupó de examinar los currículos del personal de las Fuerzas Armadas, Carabineros y Policía de Investigaciones a fin de ir, anticipadamente, seleccionando a quienes considerara como más aptos para los cargos de liderazgo y conducción de los grupos operativos de la futura DINA que tenía en mente. Eligió a aquellos funcionarios merecedores de su

74 Es dable pensar que, efectivamente, este prisionero no manejaba información política alguna de interés para sus captores, dado que resulta humanamente imposible imaginar a alguien capaz de resistir las torturas en aquel laboratorio de experimentación de «Tejas Verdes».

exclusiva confianza, independiente del rango y rama a la cual pertenecieran, aunque atendiendo, dentro de lo posible, el grado militar. ¿Cuáles fueron algunos de esos criterios de selección? Dentro de la oficialidad, aquellos con conocimientos en el área de inteligencia y manifiestos sentimientos antimarxistas, mientras que en la suboficialidad primaron la lealtad y obediencia absoluta a la jefatura y, particularmente, la disposición para ejecutar tareas, cualesquiera estas fueran, desprendida de toda consideración moral. Sometió a prueba a los aspirantes preseleccionados haciéndolos participar de sesiones despiadadas y crueles con prisioneros. Sopesó las dotes de obediencia y ejecución, así como iniciativa y liderazgo. Ello le fue permitiendo seleccionar y categorizar a los futuros agentes, de manera de ir completando el organigrama. Tampoco descuidó a la rama femenina ni el cuerpo médico y paramédico de la futura DINA. Para la consolidación de dicha empresa, como ya veremos, contó con el apoyo del hombre más poderoso del país, el comandante en jefe del Ejército y presidente de la Junta Militar, general Augusto Pinochet Ugarte. También aprovechó la asesoría de agentes de la CIA, no olvidando que había dejado una excelente impresión como alumno en materias de guerra antisubversiva e inteligencia militar en la «Escuela de las Américas» de Fort Benning. En suma, Manuel Contreras mantuvo siempre en mente un fresco y nítido diseño integral de su añorada central de inteligencia.

Una vez en funciones en la DINA, resultó ser un director multifacético con notables dotes de líder y conductor. Meticuloso, organizado, aplicado y comprometido con el trabajo. De parte de sus subordinados exigió férrea disciplina, compromiso, lealtad y disposición las veinticuatro horas del día. Valoró y premió la iniciativa y propositividad. Se mostró intolerante e intransigente frente a la comisión de errores y dobleces en las misiones encomendadas, e indiferente ante el sufrimiento de los prisioneros torturados y ejecutados.

Con estos últimos fue implacable, fríamente insensible, mecánicamente cruel y obsesivamente despiadado, trasformando el acto de tortura en un procedimiento secuenciado, pragmático y efectivo, desprovisto de toda sensibilidad o consideración para con las víctimas. Allí los prisioneros fueron, virtualmente, sometidos a un proceso de «deshumanización» y «cosificación», transformándose en meros objetos manipulables de los cuales debía extraerse el máximo de información, tal cual se exprime un fruto cítrico hasta la última gota. El detenido, fuera de asimilarse a una figura enemiga aborrecible, venía, simultáneamente, a representársele como un mero continente de información, el cual una vez vaciado debía ser desechado. De allí provenía la mayor o menor «valía» de cada prisionero. Los criterios del ritual de tortura para con ellos fueron esencialmente dos:

1. Al simple militante le correspondía ser «exprimido», intensa y exhaustivamente, a fin de que en el más corto plazo entregara información que condujera hacia las estructuras de la dirección partidaria.
2. Por su parte, a aquellos que ocupaban cargos de alta responsabilidad en la organización les estaban reservadas torturas sistematizadas, intensivas y en plazos extendidos, siempre cuidando de mantenerlos con vida por todo el tiempo que fuera necesario. El objetivo apuntaba a provocar un desgaste físico y mental por socavamiento, bordeando los límites máximos e inimaginables de aguante, con el propósito de obtener la mayor información de calidad posible[75].

Una vez «vaciada la fuente de información», venía el momento de tomar la decisión sobre qué hacer con el prisionero. Las opciones iban desde el traslado hasta un campo de concentración con posterior liberación y eventual expulsión al exilio, o la ejecución, que podía acompañarse de un montaje público simulando un enfrentamiento o seguido del ocultamiento y desaparición de los restos. Cualquier semejanza con el gélido proceder de los jerarcas nazis no fue pura coincidencia.

En suma, Manuel Contreras desde joven dio luces de poseer una inteligencia superior a la de sus compañeros de filas, obteniendo altas calificaciones. Ya por entonces, seguramente también albergaba

---

75 Marcelo Moren Brito, capitán de Ejército, agente de la DINA y comandante del Cuartel «Terranova» conocido como «Villa Grimaldi», en un episodio de arrebato por la muerte de un detenido vociferó: «Los huevones la tuvieron que cagar. La orden es clara: ¡Los queremos vivos! ¡Vivos los queremos! Si se resisten, los matan y que otros carguen con los muertos... *pero aquí, me traen a los huevones enteros, para que hablen*». (El destacado es nuestro).

sueños y ambiciones respecto de su futuro profesional. Destacó como alumno y, más adelante, como docente en materias de inteligencia. Como instructor de cadetes, mostrando su faz sádica, practicó el abuso de poder y supo someter a sus alumnos a tratos humillantes y lesivos. Y dentro del escenario de la «guerra antisubversiva contra el enemigo interno» diseñó y presentó un proyecto de organismo de inteligencia y seguridad, obteniendo la aprobación por parte de la máxima autoridad militar. Durante la primera etapa y luego, en calidad de director de la DINA, dio rienda suelta a sus pulsiones violentas.

En este último cargo que ocupó, supo desempeñarse con notable versatilidad, alternando diversas facetas, lo cual daba cuenta de un proceso de crecimiento con aprovechamiento de sus capacidades y conocimientos técnicos, y de una maduración personal en dicho rol. Es destacable la habilidad que demostró para detectar indicadores de vulnerabilidad y permeabilidad en prisioneros políticos en quienes, producto del encierro y tortura, asomaban fisuras susceptibles de ser aprovechadas para obtener su colaboración. En dichos casos, supo ejercer una fina y sutil manipulación psicológica que rindió frutos, puesto que algunos de estos terminaron «pasándose al bando enemigo» y colaborando en operaciones de rastreo, identificación y detención de otros militantes, así como en tareas de análisis de inteligencia. Prueba de sus dotes manipulativas, tras una fachada paternal y comprensiva, fue cuando obtuvo por parte de una mayor de Carabineros, en principio decepcionada del estilo observado en compañeros de la DINA, que ella finalmente pasara a ocupar un cargo importante en esta última institución.

La mayor de Carabineros Ingrid Olderock contó que, encontrándose en el campo de entrenamiento de las Rocas de Santo Domingo, decepcionada, quiso desertar al ver cómo compañeros suyos, riéndose, dispararon contra una pareja de jóvenes pololos y abandonaron agónico en la playa al muchacho, quien después murió sin que se tomaran medidas. Indignada, contó: «...estos locos no fueron castigados. Eso no era un Servicio de Seguridad, era una chacota. Yo me quería ir de la DINA. Tenía mucho susto. Nadie se va de un servicio así, sin que le cueste... Fui donde Contreras con mucho susto. Él me recibió muy bien y me dijo: "Ven, gringa, te vas a hacer cargo de los archivos". Y me mandó a la (Clínica) Santa Lucía». Más adelante, terminaría ocupando la jefatura de la sección femenina de la DINA.

También hubo testimonios de sus dotes manipulativas con prisioneras, apoyándose en su situación de absoluto poder sobre ellas.

> Luz Arce Sandoval, quien fue prisionera de «Villa Grimaldi», terminó contratada como funcionaria de la DINA. Ella contó lo siguiente: «El general Manuel Contreras, conocido por su perversidad, era para mí un hombre bueno y paternal. Durante mucho tiempo pensé que él me había permitido renacer: me propuso ser agente de la DINA, tener un salario, una casa, misiones. Decía que lo hacía para salvarnos la vida»; en otro momento, mientras era entrevistada recordó como «estando vendada, conversó conmigo un señor de trato duro, pero no grosero, quien me preguntó las motivaciones por las que yo era mirista. Después de esta conversación ya no fui más torturada y recibí atención médica. Con el tiempo supe que era Manuel Contreras, con quien continué manteniendo contacto, y me dijo que me había liberado del trato que se les daba a los otros detenidos porque yo no era su enemiga sino una «pobre niña que quería cambiar el mundo». Y en otro momento, manifiesta que «Contreras nos llama a cada una por separado y agrega que en breve nos va a sacar de Villa Grimaldi y poner a vivir a las tres juntas[76] en un apartamento frente al Cuartel General (de la DINA) en la calle Marcoleta, y que vamos a trabajar cada una en lo que hacíamos hasta la fecha (es decir, colaborando con la DINA)».

Anecdóticamente, otra prisionera, quien finalmente terminaría colaborando con la DINA, contó: «El Mamo en una oportunidad nos preguntó (a ella y dos detenidas más) qué pensábamos de la idea de tener una entrevista con el embajador de EE.UU. y señalarle que éramos de izquierda y que estábamos vivas y en buenas condiciones. Finalmente, ese plan abortó».

En otra faceta de la personalidad, el ejercicio de su liderazgo siempre osciló entre dos polos, a su vez, complementarios. Sus consignas generaban en la gente bajo su mando un efecto dual que podría resumirse en sentimientos de apoyo y gratitud, por un lado, y de respeto y temor, por otro. La finalidad de ello no fue otra que obtener obediencia y lealtad irrestrictas. Por una parte, mostró un semblante autoritario e implacable frente a toda falta; y, por otra, una actitud comprensiva y emocionalmente contenedora en situaciones de las cuales entendía que podía sacar algún provecho.

---

76 Ella y dos prisioneras más del cuartel «Villa Grimaldi».

> Otra detenida internada en el Hospital Militar producto de sus heridas por la tortura narró: «...recuerdo que llegó un señor y se sentó en una especie de sillón y se refirió a sí mismo como el 'jefe de todos los detenidos de este país'. Me preguntó por qué estaba ahí y se sonrió. Nada me hacía pensar que estaba pensando otra cosa; me dijo: 'Bueno, chiquilla, si no tienes nada que ver, vas a salir pronto'. Me pareció un señor muy bonachón. Después supe que se trataba de Manuel Contreras».

Fue así como tuvo «buen ojo» para detectar potencialidades a explotar en sus subalternos, así como también sus puntos débiles y susceptibles de ser presionados con el fin de obtener réditos. Supo mostrarse afectuoso y paternal con ofrecimientos de traslados, ascensos y prebendas, especialmente con aquellos agentes conflictuados de conciencia o con ambiciones de hacer una carrera ascendente. Así como fue capaz de mostrarse indulgente y protector con sus «pupilos», no permitiendo que «nadie los tocara». Tampoco trepidó en aplicarles castigos ejemplificadores a quienes incumplieran sus órdenes o trasgredieran las normas: el consabido método de «la zanahoria y el garrote». Incluso, llegó a ordenar la tortura y ejecución de quien incurriera en hechos de traición o que comprometieran la seguridad de la DINA, ocupándose de que sus instrucciones de castigos ejemplares fueran de público conocimiento a fin de generar un efecto de escarmiento en el resto del contingente.

> Manuel Contreras dispuso que el agente de la DINA Manuel Leyton, antes de ser eliminado, fuera torturado por sus propios compañeros, debido a un hecho que puso en riesgo la seguridad de la organización. Al respecto, Michael Townley, en sus memorias, escribió: «...pasó a la Clínica "Londres" con las costillas rotas y una noche la gente de la Brigada Mulchén aplicó gas sarín en el suero de ese hombre... murió casi instantáneamente».

Si bien el castigo drástico y la premiación fueron las dos herramientas escogidas para con sus subordinados, a los prisioneros políticos les reservó alternativas muy distintas y extremas: el terror y la desesperanza versus prebendas a cambio de colaboración. Esta misma táctica extorsiva dicotómica también la aplicó en las esferas de poder de la sociedad civil, mediante ofertas de protección y acceso a información privilegiada versus recepción de amenazas y extorsión. Una costumbre de extremar abusivamente un poder prácticamente irrestricto. La vieja táctica de la «zanahoria y el garrote» llevada a su máximo e impensable.

Su posición como director de la DINA, investido con amplios poderes, lo llevó a autoconstruirse una especie de imagen y fama de «padrino», al estilo del personaje siciliano novelesco Vito Corleone, de Mario Puzo. Entre los oficiales de la DINA había un grupo cercano a Contreras que conformaban una especie de cofradía. Este grupo selecto gozaba de ciertos privilegios y acostumbraba a frecuentarlo en su domicilio particular en la comuna de Providencia, donde él los recibía cordialmente[77]. Al igual que los patrones de fundo del campo chileno de antaño, que se rodeaban de un círculo de allegados que, a cambio de regalías y prebendas, prestaban servicios y fidelidad, lo que él retribuía con «favores» e inclusión en su círculo de confianza. La esposa del teniente coronel, a su vez, se ocupaba de atender generosamente a los asiduos visitantes, quienes siempre eran bienvenidos en esa casa. Una especie de clan en torno a una figura patriarcal a quien sus integrantes rendían ciega lealtad y pleitesía, recibiendo a cambio protección y favores. El teniente coronel Manuel Contreras utilizó esta estrategia, entretejiendo un entramado de redes de los cuales extraía provecho de diverso tipo. Se cuidó y ocupó de cultivar vínculos con oficiales de la DINA bajo su mando, así como civiles potentados, y organizar paseos de fines de semanas con el agregado de la Embajada de los Estados Unidos y las respectivas cónyuges. Cultivó una estrecha relación de confianza con el mismísimo capitán general de Ejército Augusto Pinochet y su familia, particularmente la esposa de este último. Es decir, como un hábil estratega, cuidó «todos los frentes» a fin de mantener un control total social y del país en general, manteniéndose a resguardo a sí mismo y a su familia, asegurando la posición de privilegio y poder que ostentaba.

Desde su sitial de director de la DINA también solía asomar una faceta personal vanidosa y egocéntrica.

> En una ocasión en particular, una ex detenida y colaboradora de la DINA, «Luz», narró un incidente que ella nunca olvidaría. Evocó cómo en una fiesta de recepción (al parecer, se estaba festejando la incorporación suya

77 Entre sus visitas habituales se contaban el teniente Miguel Krassnoff, el capitán Moren Brito, el «Gringo» Michael Townley (quien fuera extraditado a los Estados Unidos por orden de Pinochet) y el teniente Fernández Larios, este último, «uno de sus regalones».

a la DINA junto con otras dos ex detenidas, a saber, «Carola» y «La Flaca Alejandra»)[78], Contreras la sacó a bailar e intentó acordar una suerte de transacción de sexo por dinero y otras prebendas. También recordó de aquella noche otra escena llamativamente ilustrativa de la personalidad de su jefe, mencionando: «Momentos después, el coronel nos pidió a las tres que lo rodeáramos. María Alicia a su izquierda, Alejandra a su derecha, yo sentada en el suelo frente a él. Los oficiales de pie rodeándonos. El coronel brindó por nosotras tres y dijo algo acerca de que nos había dado la vida. Que era como un padre para nosotras. Que a su alero nada debíamos temer».

Los pasajes anecdóticos de marras, además de paternalismo vanidoso, posiblemente, también dan cuenta de cómo el poder había insuflado el ego del coronel y director del organismo de inteligencia más temido en el país. Y efectivamente mantenía motivos para ello, ya que de un día para otro se había transformado en el segundo hombre más poderoso de Chile.

Todo lo anterior grafica a una especie de figura patriarcal omnipotente y vanidosa con quien más valía mantener buenas relaciones antes que enemistarse. Una suerte de figura protectora e indulgente, pero al mismo tiempo castigadora y de quien más valía cuidarse de no contrariar y llevarse bien, dado su carácter narcisista y tremendo poder.

Su alto intelecto, además de su astucia[79], estuvo al servicio de sus proyectos en el área de la inteligencia militar y alejado de disquisiciones teóricas intrascendentes. Mantuvo un estilo pragmático, aplicado a la hora de resolver problemas y optimizar el trabajo en función de los objetivos de inteligencia militar como personales. Supo escoger y rodearse de funcionarios y funcionarias de su exclusiva confianza a quienes ubicó en cargos de responsabilidad[80]. Así, de esa manera, fue alcanzando un desmesurado poder, lo que sumado al sentimiento de autosobrevaloración lo llevó a desatender y desconsiderar opiniones de la alta oficialidad de su rama, pasando a llevar a más de alguno

78 Este pasaje anecdótico está contenido en el libro *El Infierno* publicado en 1993, escrito por Luz Arce Sandoval, exmilitante del Partido Socialista y quien, junto con Alejandra Merino y María Alicia Uribe, alias «Flaca Alejandra» y «Carola», respectivamente, oficiaron como colaboradoras de la DINA.

79 No caben dudas acerca de su gran inteligencia.

80 Uno de ellos, si no el más importante, fue el mayor Pedro Espinoza Bravo. (Ver siguiente apartado).

con grado superior a él, valiéndose de no pocos enemigos. Empero, como sabía que contaba como «padrino» al hombre más poderoso de Chile, Augusto Pinochet Ugarte, no prestaba atención a aquello desde su sitial de privilegio.

Manuel Contreras y la DINA: los roles de Augusto Pinochet y la CIA

El coronel Manuel Conteras Sepúlveda administró y usufructuó del poder que le significó ser director de una estructura de inteligencia con extensas facultades, atribuciones y amplios márgenes de decisiones y acción. Desde esa posición de poder, supo seleccionar y ubicar a hombres de su exclusiva confianza en puestos claves dentro de la estructura administrativa y jerárquica del organismo bajo su cargo, asegurando eficiencia y eficacia, así como también mantenerse alerta y cubierto de eventuales deslealtades, traiciones y conspiraciones en su contra. Distribuyó a sus agentes infiltrando todos los rincones de Chile, incluidas las vidas privadas de sus adversarios dentro de las Fuerzas Armadas e importantes sectores ligados al poder económico del país. «Pinchó» los teléfonos de militares y altos funcionarios de gobierno y confeccionó carpetas por cada uno de ellos que contenían secretos personales de diverso tipo, incluidos los incidentes de alcoba: herramientas extorsivas poderosas. Todo aquello contribuyó para que alcanzara el sitial como el segundo hombre más poderoso del país[81]. Y aquí surge una interrogante: ¿cómo es que Manuel Conteras fue capaz de alcanzar tan encumbrada posición de poder, perteneciendo a una institución estricta e históricamente jerarquizada como lo es el Ejército de Chile, y llegar a conformar y dirigir un organismo de inteligencia en paralelo a los símiles de las instituciones armadas representadas en la Junta Militar de Gobierno, incluyendo la de su propia arma?

Sorpresivamente, ocurrió una especie de segunda asonada en el país, esta vez dentro de la propia Junta Militar de Gobierno. Una vez en el poder, por méritos compartidos con los comandantes de las demás ramas de las Fuerzas Armadas y del Orden, el general Augusto

81 De allí proviene la ostentosa expresión, pero también de advertencia, de Augusto Pinochet para la revista *Ercilla*: «No se mueve ninguna hoja en este país si no la estoy moviendo yo, que quede claro» (13 de octubre de 1981).

Pinochet, trasgrediendo las reglas de lealtad institucionales, procedió, inconsultamente, a conformar un organismo de inteligencia militar en paralelo a los preexistentes y poniéndolo bajo el mando de un oficial de Ejército de rango jerárquicamente inferior al cuerpo de generales. A partir de ese momento, Manuel Contreras, en calidad de director de ese novel órgano, comenzaría de manera personal y exclusiva a rendirle cuentas en materias de inteligencia al general Pinochet acerca de la marcha del país. Una sorpresiva movida del comandante en jefe del Ejército en connivencia con el ex comandante del Regimiento «Tejas Verdes». Un plan urdido a espaldas de la alta oficialidad de las ramas castrenses y de la propia Junta Militar. Así, de esa manera, «entre gallos y medianoche» se materializaba el anhelado proyecto del coronel Contreras.

Lo anterior explica la seguidilla de tensiones que surgieron al interior de la Junta Militar a poco andar del golpe militar del 11 septiembre de 1973, cuando aún estaba gestando una reacomodación el debutante régimen militar conducido por los altos mandos de los cuatro estamentos de la Fuerzas Armadas y de Orden, un proceso institucional que implicaría la organización y distribución de poderes y funciones dentro de la Junta Militar que iba a regir los destinos del país.

Como ya se ha señalado, desde mucho antes de ese complejísimo contexto político nacional que el coronel Manuel Contreras venía atesorando tan antiguo y añorado sueño: conformar un organismo de inteligencia bajo su mando y diseñado por él. ¿Cómo es que fue capaz de alcanzar tan ansiada y compleja meta a poco tiempo de producido el golpe militar y para, en los años venideros, poder ejercer un inconmensurable poder «desde las sombras», contando con infinitas atribuciones y recursos?

Hubo dos pedestales sobre los cuales el coronel Manuel Contreras construyó su posición de poder y que definieron la apuesta a su favor. El primero fue, sin duda, el más desequilibrante, mientras que el segundo le significaría un importante factor en la consolidación de su proyecto de un moderno órgano de inteligencia militar mediante el cual terminaría monopolizando el control del territorio nacional y le permitiría, más adelante, al presidente de la Junta de Gobierno expresar que «no se movía una sola hoja en el país sin que él se enterara».

Primer punto de apoyo: resultó absolutamente determinante el pacto de facto que Manuel Contreras y el comandante en jefe del

Ejército sellaron, «saltándose» al escalafón del mando institucional y sin considerar la opinión del cuerpo de generales. Ya señalamos cómo él, con especial celo, se ocupó personalmente de velar por la seguridad personal de Augusto Pinochet y su familia, consciente de que de aquello dependía su permanencia en la jefatura de la DINA. Se tornó en una figura imprescindible para este último y se ocupó de mantenerlo detallada y diariamente informado de lo que ocurría en el territorio nacional y el exterior. Pinochet, a su vez, conforme y satisfecho porque lo anterior satisfacía sus pretensiones de monopolizar el poder dentro de la Junta Militar, ejerció una especie de «apadrinamiento» con el director de la DINA, quien se ocupaba de mantenerle las espaldas cubiertas ante eventuales arremetidas provenientes desde compañeros de armas con rango superior a Contreras y que lo observaban con recelo y desconfianza. Y no solamente fue blindado ante la alta oficialidad de su propia arma, puesto que, en una tensa discusión con el general de la FACH y miembro de la Junta Militar de Gobierno, Gustavo Leigh, el propio Augusto Pinochet le advirtió a este último de manera tajante: «No tienes atribuciones para tocar a la DINA ni al coronel Contreras, y menos para pedir una sesión para que saque a Contreras»[82]. Así de respaldado se encontraba el director de la DINA, lo que explica la forma en la cual operó la agencia de inteligencia bajo su mando.

De esa manera nació una alianza sellada a fuego entre Contreras y Pinochet a espaldas de los demás comandantes y directores de las FFAA y Carabineros, sustentada en las amplias atribuciones del general Pinochet en su calidad de comandante en jefe del Ejército y presidente de la Junta Militar. En los hechos se estableció codependencia mutua, en la cual el primero contaría con el resguardo y tranquilidad de sí mismo y su familia por protección brindada por Contreras, así como con un país bajo su exclusivo control, mientras que el segundo, con un anhelado organismo de inteligencia acorde a estándares de calidad bajo su comandancia y un respaldo irrestricto por parte de su «padrino» ante cualquier «turbulencia» proveniente

82 El general Gustavo Leigh fue un fuerte crítico «del supra poder adquirido por la DINA, expresando su tremendo malestar porque un simple coronel reportara directamente [a Pinochet] y pasara por encima de todos los generales y almirantes, incluidos los miembros de la Junta Militar». García de Leigh, G. (2017). *Leigh, el general republicano*. Santiago: Salesianos Impresora.

del «frente interno». El presidente de la Junta Militar de Gobierno supo usufructuar de un control absoluto del país, incluyendo las propias FFAA, gracias al director de la DINA, a quien, por su parte, transformó en realidad su ansiado sueño de años de dirigir un órgano de inteligencia militar diseñado a su imagen y semejanza, en consonancia con su especialidad militar, y poder usufructuar del inmenso poder que ello le otorgaba.

Sumado a lo anterior, Manuel Contreras mostró político-estratégicamente poseer agilidad y versatilidad, aplicando una pragmática política de alianzas que le permitió ampliar su base de apoyo. Fue así como supo pactar con el jerarca alemán Paul Schäfer un acuerdo de ofensiva conjunta contra el enemigo común, materializado en el intercambio de información de inteligencia y acciones conjuntas entre la DINA y Colonia Dignidad. Los hombres de aquel exmilitar nazi desplegaron operaciones conjuntas con la DINA en el rastreo, ubicación, persecución, detención, interrogatorio, ejecución y desaparición de enemigos al régimen[83]. La Colonia Dignidad, además de centro logístico y operativo alternativo para las tareas de la DINA, de paso se constituyó en un lugar de vacaciones y esparcimiento donde fueron recibidas, en calidad de huéspedes distinguidos, las familias Pinochet Hiriart y Contreras Valdebenito[84].

Con un manejo inteligente, Contreras también supo compaginar el trabajo con momentos de recreación y disfrute, acercando a su familia con las de sus aliados estratégicos, entre quienes, además de Augusto Pinochet y Paul Schäfer, se contaba Stuart Burton, el agregado y jefe de la CIA[85] en la Embajada de Santiago.

83 El teniente coronel Pedro Espinoza, encargado de la Dirección de Operaciones de la DINA, declaró ante la justicia en la causa Rol 2182-98 «Asociación Ilícita Colonia Dignidad» que en «agosto de 1974, los alemanes habían detenido a una persona en la calle junto con Armando Fernández Larios (teniente del Ejército y funcionario de la DINA) y trasladaron al detenido a la Colonia», mientras que el jerarca alemán, Gerhard Mücke, en otra causa declaró: «La gente que fue detenida en un principio y llegó a la Colonia fue llevada por gente al parecer militares; se trataba de militares como comando».

84 La red de vínculos de Contreras trascendió todos los márgenes imaginables. También se informó de una fotografía donde él, además de Paul Schäfer, figura junto a uno de los mayores traficantes internacionales de armas, Gerhard Mertins.

85 Un funcionario de la embajada norteamericana comentaría acerca de la relación que mantenían Stuart Burton y Manuel Contreras, reflejada en salidas campestres los fines de semana con sus respectivas familias.

Así fue como este flamante director de la DINA fue sacando provecho de todo y todos, lo cual daba cuenta de sus habilidades, manejo táctico y perspectiva estratégica en políticas de alianzas. Aprovechándose del apoyo brindado por el presidente de la Junta Militar y las facultades de las cuales gozaba, pudo consolidar la hegemonía de la DINA a nivel nacional y respecto de los demás aparatos de inteligencia de las Fuerzas Armadas y policiales; así como también de manera reservada y exclusiva, dependió de y siempre le rindió cuentas a Augusto Pinochet, quien, a su vez, supo usufructuar de dicha información ventajosamente respecto de sus compañeros de armas y demás integrantes de la Junta Militar. Un funcionamiento absolutamente anómalo, mirado desde la histórica tradición e institucionalidad del Ejército y Fuerzas Armadas de Chile.

En suma, el ascenso y permanencia de Contreras a las más altas esferas del poder nunca hubiesen sido posibles sin el apoyo del comandante en jefe del Ejército. A su vez, la DINA fue pieza fundamental para las aspiraciones de poder de Augusto Pinochet. De allí la naturaleza perversa de este pacto *a deux* con características estratégicas. Este primer y esencial espaldarazo de parte del comandante en jefe de Ejército a Manuel Contreras lo titularemos «el Factor de apoyo Interno».

Segundo punto de apoyo: si bien no está del todo acreditado, algunas fuentes no identificadas reportaron que Manuel Contreras contó con la asesoría de la CIA, lo cual es plausible suponer, dada la gran cercanía que mantenía con el embajador de los Estados Unidos, ya que ambos acostumbraban a efectuar salidas los fines de semana, acompañados de sus respectivas esposas, a disfrutar en lugares fuera de Santiago, una importante fuente que no solamente proveería información privilegiada acerca de la situación política del país, sino que también contribuyó con docentes e instructores que impartieron clases en la Escuela de Inteligencia de la DINA. Anteriormente señalamos «la amistad» del coronel Manuel Contreras con el agregado de la CIA en Santiago.

La ayuda desde esta fuente habría consistido en asesoría y provisión de material en inteligencia militar en cuanto a la experiencia acumulada por la CIA en la conformación de organismos de seguridad de otros países[86]. Ello le habría permitido al futuro director de la DINA contar con importante material en el diseño de un proyecto consistente, novedoso y viable gracias al aporte de otras experiencias para que, en suma, la propuesta le resultase novedosa, atractiva y convincente para quien debía dar el visto bueno.

En suma, el coronel Manuel Contreras fue capaz de presentar un proyecto de sólido diseño desde el punto de vista técnico y respaldado por el antecedente de una eficiente gestión, posterior al golpe de Estado, en cuanto al control y desarticulación de grupos opositores en la zona bajo su jurisdicción. Por otra parte, diversas fuentes ya sabían del apoyo que la CIA estaba prestando. Había trascendido la presencia de militares boinas negras norteamericanos en «Tejas Verdes» desde antes del 11 de septiembre de 1973. Es decir, el comandante de ese regimiento habría contado con asesoría en materias de inteligencia militar de alto nivel. Recordemos que el año 1969 dejó una excelente impresión como alumno en un curso de inteligencia militar dictado en Fort Benning, EE. UU., para oficiales latinoamericanos, por lo cual es dable suponer que habría mantenido contactos con funcionarios de la CIA.

Resulta, por tanto, plausible suponer que Manuel Contreras haya contado con asesoría técnica externa en la elaboración de su proyecto de inteligencia personal y, posiblemente, en otros asuntos. Este apoyo constituiría el «Factor Externo»[87].

Estos dos elementos constituyeron los *pilares* sobre los cuales Manuel Contreras se apoyó todo el tiempo para construir y organizar su vasto espacio de poder, que de ninguna manera les restan méritos a sus cualidades personales, conocimientos y experticia en el campo de la inteligencia militar.

---

86 De hecho, se sabe que a Manuel Contreras, antes del golpe militar, le vendrían proveyendo de manuales de policías secretas de otros países a las que la Agencia Central de Inteligencia norteamericana habría ayudado a formar. Por su parte, un alumno de la Escuela de Ingenieros «Tejas Verdes» recuerda que ya antes del golpe militar, ese mismo 1973, al coronel Contreras «sólo se lo veía en las formaciones y siempre acompañado de dos soldados, boinas negras del Ejército estadounidense. Estos formaban en las mañanas con todo el batallón, pero luego se perdían con Contreras en su oficina».

87 Factor de carácter doblemente «externo». No solamente, provenía de una fuente externa al Ejército, sino provenía del extranjero.

Respecto de Augusto Pinochet Ugarte, ya señalamos cómo Manuel Contreras, desde su puesto de director de la DINA, se ocupó especialmente en convertirse en una pieza clave para las aspiraciones y seguridad del comandante en jefe de la Junta Militar. Diariamente compartieron aquellos mentados desayunos en el edificio «Diego Portales», momentos en que le entregaba, de manera exclusiva y reservada, un detallado informe acerca de la marcha del país. Al mismo tiempo, fue particularmente estratégico al cultivar una estrecha amistad y de mucha confianza con Lucía Hiriart de Pinochet, conociendo la incidencia que ella, en su calidad de cónyuge y primera dama de la Nación, ejercía sobre su marido y otros sectores de poder. Literalmente, se transformó en el brazo derecho del capitán general y guardaespaldas personal suyo y de su familia[88]. Y como si eso no fuera suficiente, Contreras se preocupó de fomentar lazos de amistad y políticos entre ambas familias[89].

El reconocimiento y gratitud por parte de su jefe hacia la persona del coronel Manuel Contreras Sepúlveda quedó de manifiesto en las observaciones que, de puño y letra, estampó y suscribió el propio Augusto Pinochet en la «Hoja de Vida y Calificaciones» del coronel Manuel Contreras Sepúlveda[90] (los destacados en negrita son nuestros):

---

88 También se dijo que el director de la DINA le «cubría las espaldas» a Augusto Pinochet en sus infidelidades conyugales. Para más información, véase: Matus, A. (2013). *Doña Lucía: la biografía no autorizada*. Santiago: Ediciones B.

89 Doña Regina, trabajadora del hogar de Manuel Contreras, le manifestó a Jorgelino Vergara Bravo, más conocido como «el Mocito», que su patrón era «muy cercano al señor presidente, a don Augusto Pinochet... uno es padrino de la hija del otro. Son íntimos, íntimos, desde hace mucho tiempo. Y, además, el coronel es su brazo derecho». Y cercanos de la familia Pinochet comentaban que Lucía Hiriart «solía visitar con frecuencia la casa de Manuel Contreras y era amiga de su esposa, María Teresa Valdebenito, «Maruja», y que «la Lucía le tenía una gran amistad, porque sentía qué era el protector de ellos, más que del país». A su vez, Gonzalo Vial, en el libro *Pinochet, la Biografía*, le comentó a una periodista: «La mujer e hijos del presidente llegaron (...) a una confianza total con Manuel Contreras».

90 Presente en el reportaje «Gran lealtad y responsabilidad»: Los comentarios de Pinochet en la hoja de vida de Manuel Contreras. Canal 13. 30 de noviembre del 2017. Disponible en: <https://www.t13.cl/noticia/nacional/gran-lealtad-y-responsabilidad-los-comentarios-de-pinochet-en-la-hoja-de-vida-de-manuel-contreras>.

Oct 75: «**Con especial interés y dedicación se ha preocupado de preparar la Orgánica y funcionamiento de la Dirección Nacional de Inteligencia.** Presentó los antecedentes al suscrito, los que fueron aprobados integralmente».

Nov 75: «**Diariamente informa al Jefe del Estado las novedades nacionales, exposición con acuciosidad, claridad y fundamento**».

Abr 76: «**Participa con interés y gran dedicación en la Asesoría Política del Presidente de la República, donde se destaca por sus análisis, claridad de pensamiento y gran predisposición por colaborar**».

Año 76: «**Se elogia la organización de la seguridad y protección del suscrito y sus familiares; y durante la visita oficial del suscrito a la República Oriental del Uruguay...**». «Su señalada colaboración ha evitado toda clase de agresión y tentativas de personas contrarias al gobierno».

Las opiniones en la hoja de vida y calificaciones de Manuel Contreras Sepúlveda vertidas por el capitán general de la República son elocuentes respecto del rol que desempeñó este coronel de Ejército y director de la DINA. En lo esencial, según criterios de Augusto Pinochet, aseguró el control del país, la continuidad y estabilidad del régimen militar y ofició como asesor personal suyo en materias políticas, además de encargarse de la seguridad de su persona y familia.

Fue tal el nivel de cercanía que el director de la DINA alcanzó con la primera dama, que cuando Lucía Hiriart de Pinochet se enteró de su destitución dispuesta por su esposo, ello generó una fuerte fricción entre ambos[91], muestra de la posición alcanzada por el saliente director de la DINA en las altas esferas de poder en el país. Sin embargo, Augusto Pinochet no tuvo otra opción, luego de haberse «destapado» el origen del doble atentado homicida en la capital de los Estados Unidos con el saldo de una ciudadana norteamericana y un ex canciller de Chile fallecidos. Se veía obligado a disolver a la DINA y pasar a retiro a Manuel Contreras, a fin de «calmar las aguas» y restaurar la deteriorada imagen internacional del régimen chileno.

Habían transcurrido poco más de tres años desde que Pinochet se vanagloriara con la célebre advertencia «La DINA soy yo», en referencia a la temida organización de inteligencia que había desaparecido a más de 3.200 personas. Llegaba la hora de su fin junto

91 Lucía Hiriart, al enterarse de la decisión de su marido, se presentó en la casa de los Contreras para expresarle su apoyo al exjefe de la DINA y, luego, enojada, habría hecho abandono del domicilio de los Pinochet durante dos semanas.

con la salida de su director y más cercanos colaboradores[92]. Lo que Augusto Pinochet desconocía es que varias de las afirmaciones que, en su momento manifestara, nunca fueron tales, ya que «la DINA no fue él» sino que en la práctica siempre fue Manuel Contreras; y que además en el país había «hojas que este coronel del Ejército movía» en desconocimiento del propio capitán general de la República. Si bien, el jefe de ese servicio de inteligencia lo mantuvo permanentemente informado acerca de lo que ocurría en Chile, sin embargo hubo información que reservó para sí, lo cual le otorgaba ventajas no sólo respecto de sus adversarios internos, sino del mismísimo Pinochet. En la práctica, Augusto Pinochet Ugarte habría sido solamente el segundo hombre más informado de Chile, después de Contreras.

En cuanto a la segunda y no menos importante base de sustentación del poder del director de la DINA, no ha sido posible para los investigadores acceder a mucha información en esta materia. No obstante, declaraciones por parte de agentes norteamericanos entregan impresiones interesantes de conocer acerca de Manuel Contreras y el desempeño del organismo de inteligencia bajo su dirección, ilustrando facetas acerca de su personalidad, ocultas bajo la fachada social que mostraba en público y círculos sociales, pero que no escapaban de la perspicaz mirada de los Estados Unidos.

A semanas de promulgado el decreto de ley N°521 en junio de 1974, mediante el cual la Junta Militar oficialmente reconocía a la DINA, el agente norteamericano Gerald Brechta, dando cuenta de un acabado conocimiento acerca de la situación política en Chile, describía a ese organismo de inteligencia de la siguiente manera:

> «...una fuerza policial semejante a la Gestapo» que le «otorga amplios poderes al director, Manuel Contreras» y que «no parece haber restricción alguna a las operaciones de inteligencia que pueda emprender el director»[93].

¿Qué opinión se había formado acerca del director de la DINA, por su parte, el Departamento de Defensa de los Estados Unidos? Pues bien, en un documento de su procedencia que llevaba por título

---

92 Entre ellos, Pedro Espinoza Bravo y Marcelo Morén Brito, coronel y mayor del Ejército, respectivamente, y miembros de la Dirección de Inteligencia Nacional.

93 «Official Decree on the creation of the National Intelligence Directorate (DINA)», Defense Intelligence Agency, USA, 02 de julio de 1974.

«Brigadier General Manuel Contreras Sepúlveda, *Chilean Army-Biographic Report*» también supo retratarlo con bastante asertividad:

> Hombre de mucho carácter que profesa una inmensa lealtad al presidente Pinochet. En apariencia, diseña las políticas más severas del régimen que, sin duda, se encarga de poner en práctica. Oficial muy inteligente y observador, goza de un agudo sentido del humor (...) *Acérrimo anticomunista y antimarxista (...) Ejecutor capaz en extremo* al que muchos, tantos superiores como iguales profesan una intensa aversión debido a *los despiadados métodos empleados por la DINA*[94]. (Las cursivas son nuestras).

A pesar de las aprehensiones por parte de algunos sectores gubernamentales norteamericanos respecto de Manuel Contreras y la DINA, no ocurrió lo mismo con la Agencia Central de Inteligencia de ese país que, por el contrario, brindó apoyo al director de la Dirección de Inteligencia Nacional. En agosto de 1974, y en respuesta a una petición de parte de Manuel Contreras, ocho funcionarios expertos de la CIA se habrían incorporado a la naciente Escuela Nacional de Inteligencia de la DINA con la misión de capacitar a sus funcionarios analistas y permanecido en dichas funciones por tiempo indeterminado en Chile.

Por su parte, en julio de 1975 el director de la DINA viajaría a Estados Unidos, donde sostuvo dos reuniones nada menos que con el subdirector de la *Central of Intelligence Agency*, general Vernon Walters, intercambiando opiniones y estrechando lazos entre los respectivos organismos de inteligencia[95].

A pesar de la favorable relación que Manuel Contreras habría venido manteniendo con la poderosa agencia de inteligencia de Estados Unidos, en su vertiginoso derrotero la DINA sufrió un irreparable traspié luego del atentado en Washington donde falleció el excanciller Orlando Letelier y la ciudadana norteamericana Ronni Moffit. La situación política internacional entonces se tornó no solamente

---

94 Citado en Peter Kornbluth: *Pinochet: los archivos secretos*, pág. 122.

95 La relación entre el coronel y director de la DINA, Manuel Contreras y la CIA experimentaría un quiebre definitivo cuando el propio director de la DINA, ante la acusación del gobierno de los Estados Unidos en contra suya por los asesinatos en Sheridan Circle, Washington DC, amenazaría con señalar que él estaba hasta dispuesto a demostrar *cómo la CIA en complicidad con la DINA* habría tenido responsabilidad en atentados perpetrados en el Cono Sudamericano.

adversa sino insostenible para el régimen del general Augusto Pinochet, viéndose este forzado a tomar la –para él lamentable– determinación de disolver la DINA y reemplazarla por la Central Nacional de Informaciones. Obligado también a pasar a retiro a Manuel Contreras, igualmente lo ascendió a general de Ejército en reconocimiento por los valiosos servicios prestados. Resultaba políticamente imposible su continuidad debido al desfavorable escenario internacional que se le presentaba al régimen militar chileno[96]. A partir de aquel punto de inflexión, la relación entre el coronel Contreras y el general Pinochet comenzaría, lenta y gradualmente, a deteriorarse, para después de muchos años quebrarse total y definitivamente.

En el año 1978, bastante antes de aquella ruptura definitiva, y cuando el caso del asesinato de Orlando Letelier «estaba que ardía», Manuel Contreras, sintiéndose en peligro, mandó a sacar del país 25 bultos con documentos de la DINA con destino a Alemania, probablemente a de fin de «cubrirse las espaldas», adelantándose a cambios políticos en el país. Fiel a sus acabados conocimientos en inteligencia, simultáneamente envió otros bultos vía Santiago-Nueva York-Frankfurt, los que fueron interceptados por la *Federal Bureau of Intelligence* norteamericana y que contenían papeles en blanco: una simple operación de distracción haciendo gala de sus avezados conocimientos de inteligencia militar.

En 1991, Contreras fue detenido y trasladado hasta el Hospital Militar precisamente por aquel caso, caratulado «Pasaportes falsos y homicidio de Orlando Letelier», causa cuyo proceso tomaría varios años.

En 1992, encontrándose en libertad bajo fianza, fue formalizado y se le dictó, al año siguiente, una sentencia a siete años de presidio. Luego de oponer resistencia a su detención, el 21 de octubre de 1995 ingresó al Centro de Cumplimento de Pena conocida como «Punta Peuco», donde lo esperaba el brigadier (R) Pedro Espinoza, ex encargado de la Dirección de Operaciones de la DINA y también condenado en la misma causa. Se iniciaba el declive de quienes,

96 El general Odlanier Mena, ordenado director de la Central Nacional de Informaciones que sustituyó a la disuelta DINA, habría manifestado a través de un memorándum, respecto del gobierno de los Estados Unidos que en su momento «ellos amenazaron al gobierno de Chile que retirarían a su embajador y lo mismo harían trece países de Europa».

hasta entonces, jamás nadie habría imaginado que iban a tener que someterse, como cualquier ciudadano, al escrutinio y rigor de la ley.

El primer indicio de distanciamiento con su mentor y tutor apareció en diciembre de 1997, cuando presentó un recurso ante la Corte Suprema en el cual se señalaba: «El director real de la DINA no era yo, sino mi superior director, es decir, Pinochet». Manuel Contreras Sepúlveda comenzaba a deslindarse y endilgar responsabilidades penales a su antiguo superior. Era del todo coherente, ya que se trataba de procedimientos ordenados en una institución castrense donde rigen el escalafón de mando y la obediencia debida al superior. En marzo del siguiente año, en otro recurso dirigido al mismo honorable tribunal, apuntó ¡trece preguntas a serles formuladas a Pinochet! En abril de 2000, sorprendió a todo el mundo, cuando recibió en el centro penitenciario «Punta Peuco» a fiscales estadounidenses, allanándose a contestar preguntas acerca del caso del asesinato de Orlando Letelier. Allí les exhibió el decreto que creaba a la DINA y establecía su dependencia de Pinochet y, más adelante, les hizo llegar un documento de 500 páginas acerca del caso del doble asesinato en la capital estadounidense. En mayo de 2002, desde su lugar de reclusión penitenciaria, enviaría un documento a la Corte Suprema haciendo referencia a la desaparición de 580 personas durante el régimen militar, atribuyéndole al general Pinochet toda la responsabilidad por los asesinatos de Orlando Letelier y del general Carlos Prats en Washington y Buenos Aires, respectivamente. En septiembre de 2004, cuando venía sucediéndose un alud de confesiones de oficiales imputados por causas de derechos humanos antes los tribunales, en una entrevista al diario *El Mercurio*, y sin tapujos, el ex director de la DINA manifestó: «Pinochet nos dejó absolutamente solos. ¡A todos! Nos dejó absolutamente solos...».

Luego de un breve tiempo de recuperada su libertad fue citado para el 28 de enero de 2005 ante la Corte de Apelaciones de Santiago por el ministro Alejandro Solís para ser notificado y el cúmplase de una nueva sentencia de presidio, ante lo cual también se declaró en rebeldía y se atrincheró armado en su domicilio. Ello obligó a funcionarios de la Policía de Investigaciones a concurrir hasta allí, donde fue reducido y trasladado hasta el centro penal Cordillera. Para entonces todo vestigio de su relación con Augusto Pinochet

Ugarte estaba pulverizado. Contreras terminaría acusando a su exjefe de corrupción, absoluta responsabilidad en la DINA y tráfico de armas. Un hombre de armas tomar que no iba a amilanarse ni dejar de defenderse y contratacar, aun en las condiciones más adversas.

La extensa «mano de hierro»[97] de la Dirección de Inteligencia Nacional abarcó a autoridades, empresarios, políticos, magistrados, militares y otros. Un radio de control inconmensurable. A principios de 1974, el agregado de la embajada norteamericana en Santiago, coronel William Hon, reportaba a sus superiores: «En Chile existen tres fuentes de poder: «Pinochet, Dios y la DINA»[98]. En otras palabras: «Pinochet, Dios y Contreras».

La persona del coronel Manuel Contreras Sepúlveda

Así como hubo muchos aspectos en el modo de ser y la persona del director de la DINA que lo catapultaron hasta un sitial de inmenso poder, igualmente hubo particularidades suyas que terminaron jugándole en contra y le valieron su destitución, acompañada del ocaso de su obra maestra.

¿Qué observaciones, desde las ciencias de la salud mental, podemos señalar acerca del perfil de Manuel Contreras Sepúlveda?

Pues, en primer lugar, son variados los rasgos que destacan de su personalidad. Figuran en él diversos aspectos, algunos más dominantes que otros y que se ensamblaron otorgándole un modo particular de ser, pensar y actuar que determinó en él una frenética búsqueda por un sitial en el mundo, motivado por profundos deseos de poderío, admiración y trascendencia que efectivamente alcanzó, pero al mismo tiempo determinaron su final.

En primer lugar, fue un hombre soberbio y narcisista, rasgos que lindaron en lo megalómano y se vieron reforzados por el inmenso poderío que alcanzó en su momento. Albergó ambiciones desmedidas que trascendieron las fronteras nacionales, aspirando a la conformación y liderazgo de una instancia de coordinación internacional con

97 Contreras mandó a forjar un puño de hierro que mantenía en su escritorio de trabajo y terminó constituyéndose en el logo/símbolo de la DINA. Ello estaría basado en un relato-leyenda del ejército alemán.

98 En Informe titulado «DINA*: its Operations and Powers*» de la *Defense Intelligence Agency* (DIA) fechado el 08 febrero de 1974.

sectores anticomunistas de otras latitudes, rayando en lo mesiánico[99]. Desde el Departamento Exterior de la DINA se planearon y ejecutaron atentados contra opositores al régimen de Augusto Pinochet en el exterior, sin que su director dimensionara el nivel de gravedad que involucraba que Chile cometiera crímenes trasgrediendo la soberanía territorial de otros países. Fue justamente uno de esos operativos el que le costó el paso a retiro y el final de su carrera. La ceguera narcisista le impidió dimensionar los peligros de tamaña osadía, como llegar a perpetrar un atentado en el corazón mismo de la nación, por entonces, más poderosa del mundo. La codiciosa búsqueda del poder consiguió que Manuel Contreras alcanzara objetivos jamás imaginados en su vida. Fueron esos logros los que fueron ensalzando más aún el ego, logros de los cuales disfrutó, aunque por un lapso relativamente breve. Y fue esa misma soberbia la que terminó traicionándolo. ¿Buscaba figuración y muestras de admiración a nivel mundial? ¿Figurar como un paladín con trascendencia histórica por su combate contra el marxismo internacional? La arrogancia y altivez lo enceguecieron. Coloquialmente hablando: «Él mismo se pisó la cola».

En otro plano, es posible constatar en su persona a una frialdad de ánimo férreamente tomado de la mano de un cegado odio ideológico, los que facilitaron que explorara innumerables formas de infligir sufrimiento, tanto físico como emocional, en niveles inimaginables de crueldad y con resultado de severas secuelas psicológicas y psiquiátricas de por vida en las víctimas, alcanzando niveles de daño psíquico difícil de imaginar en el más experimentado profesional de la salud mental[100]. En este plano estuvieron presentes los rasgos de sadismo de la personalidad. Desde la perspectiva del torturador, hubo momentos de goce ahí donde otros se horrorizaban y experimentaban repulsión. Y acorde al modelo docente que acuñó, hubo cabida y momentos para la risa y el deleite ante el estupor y shock inicial de sus noveles aprendices, quienes daban los primeros pasos en el arte y ciencia de la tortura. Ver a aquellos rostros de sorpresa e impresión y, en algunos casos, de rechazo o repugnancia por el tipo

99 Más aún si consideramos el escaso peso político de Chile en el concierto internacional.

100 Cuando comenzaron a practicarse pericias de salud mental a víctimas de secuestro y torturas, psiquiatras y psicólogos forenses se encontraron con niveles de daño psíquico inhabituales de observar en la clínica asistencial cotidiana.

de maltrato con los prisioneros, debe de haber generado en él una suerte de goce en el orden de lo perverso: disfrutar no sólo de las reacciones de los torturados, sino también del estupor de los aspirantes novatos. Dentro del espectro del sadismo también se cuentan los degradantes y martirizantes abusos cometidos con alumnos cadetes a su cargo, en su pasado como instructor militar.

Los sentimientos de grandeza lo llevaron a montar y dirigir una magna empresa de tortura y exterminio jamás vista en Chile, superando cualquier margen de crueldad de la histórica realidad nacional. Montó una sofisticada maquinaria perfectamente acoplada y aceitada con un altísimo nivel de rendimiento y eficiencia, lo cual da cuenta de otra de sus facetas; a saber, su lado obsesivo. Este rasgo de personalidad se vio particularmente plasmado en el ámbito de su trabajo. Fue un incansable funcionario de inteligencia militar, autoexigente, detallista y perfeccionista hasta el cansancio en el ejercicio de su profesión y cargo. Intolerante ante las faltas y errores en la ejecución de tareas. Todo el tiempo esmerándose por mantener un control sobre todo y todos. Aplicado al trabajo, vertiendo toda la energía. Probablemente, el primero en llegar a su despacho y uno de los últimos en irse. Coloquialmente hablando, un «trabajólico» o trabajador obsesivo.

En cuanto a su estilo en la dirección de la DINA, destacó el fanatismo ideológico. El «enemigo marxista» se le figuraba como un ente deshumanizado que debía ser destruido y eliminado de la faz del planeta. El prisionero para él no pasaba de ser un objeto execrable; digno de ser *ad libitum* manipulable y sobre quien poder descargar sin contemplaciones, miramientos ni freno las pulsiones más violentas. El sentimiento de omnipotencia de tener a su merced al prisionero o prisionera para hacer lo que se le dieran las ganas, trasgrediendo los límites del sufrimiento, linda con el goce perverso y sádico. «Tú me perteneces y tengo la facultad de disponer de ti como se me plazca».

La gélida frialdad y ausencia de humanidad para con quienes permanecían en condiciones de absoluta sumisión ante a él fue la tónica. Ausencia absoluta de consideración, puesto que para él esas personas detenidas constituían meros contenedores de información a los cuales había que exprimir «hasta la última gota»; despreciables objetos merecedores de su arraigado odio de raigambre ideológica. No hacía distinción alguna de género, edad u otra condición. Experimentar y disfrutar del sufrimiento y manifestaciones de dolor más allá de lo imaginable, cual conejillos de Indias. Manipulados y maltratados cual entes execrables e indeseables para la sociedad. Dentro de ese contexto fue capaz de explorar los límites de tolerancia al dolor y ensayar formas indescriptibles de cómo provocar sufrimiento, con un saldo inhabitual de muertes a causa de los procedimientos aplicados, y por último determinar una muerte por ejecución y arrojar el cuerpo aguas adentro del Pacífico.

No cabe duda de que supo explorar y trasgredir todos los límites humanamente posibles del dolor y sufrimiento. ¿Con qué finalidad? Creemos que buscaba la anulación y destrucción total de la persona. Someter, reducir, atormentar, quebrar y destrozar. Manipular y aniquilar conciencias. Un proceso de experimentación morbosa más allá de lo humanamente imaginable. Siempre acuciado por una perversa curiosidad acerca de la fenomenología del dolor y el sufrimiento humano, explorando sus linderos más lejanos, acompañado de un alto sentido del deber de castigar y exterminar a lo que consideraba como «lacra social». Y en esa épica cruzada, se veía a sí mismo como una especie de «Elegido». Narcisismo, obsesión y perversión.

Un sustrato ideológico acompañado de un conjunto de pulsiones perversas que probablemente venían perfilándose en su etapa de tránsito desde la adolescencia hacia la adultez. Los primeros registros de conductas sádicas datan de cuando Manuel Contreras Sepúlveda ejercía como instructor de alumnos cadetes. La elección de optar por funciones y buscar espacios donde descargar esas pulsiones explican, en parte, su vocación por la carrera de inteligencia militar, particularmente ligada al maltrato y exterminio de prisioneros enemigos[101], una cuestión de vocación determinada por una particular amalgama de rasgos de personalidad. El resto provino de su formación castrense y adoctrinamiento antimarxista recibido en las respectivas escuelas de formación y perfeccionamiento profesional como militar.

En un plano de disfrute y goce personal del orden de lo perverso y sádico, Contreras supo incursionar en los rincones y más recónditos

101 En el próximo capítulo se tratará el caso de un alto oficial de Ejército con igual vocación por la inteligencia militar a la de Manuel Contreras; sin embargo, sin estos rasgos de personalidad.

espacios del ser humano. ¿Por qué vías? ¿De cuáles maneras? A través de todas las formas inimaginables de maltrato psicológico, léase amedrentamiento, desconcierto, burla, sarcasmo, descalificación, amenaza, provocación de miedo, inseguridad, terror, dolor, etc., en función de un quiebre total del alma y anulación de la persona como sujeto e individuo; ir más allá de los límites de la humillación y vejación, mediante el recurso de infinitas formas de agresión y perversión sexuales: violación, estupro, sexo coercitivo delante y entre familiares, con animales y aberrantes objetos, entre otras. En la «escuela de experimentación» del Regimiento Tejas Verdes y más adelante, en los cuarteles de la DINA. Verdaderos laboratorios del Mal. Dignos escenarios del marqués de Sade, donde estaba permitido dar rienda suelta a las más perversas pulsiones y convertirlas en realidad, examinando los impactos, adquiriendo experiencia y tomando nota de los resultados obtenidos con distintas metodologías de interrogatorio bajo tortura; tomándole el tiempo al dolor, al miedo, hasta transformarse en horror y el quebrantamiento total de la voluntad, llegando a niveles máximos de angustia y horror. Cuando el sadismo marcha tomado de la mano de la obsesión y adornado con un toque de barniz ideológico de odio de carácter fanático, es cuando entonces resulta posible acceder a los bordes de la perversión humana. El teniente coronel Manuel Contreras lo había advertido: «¡No me sirven los santos aquí, necesito prostitutas, ladrones y asesinos!». Y este sujeto descrito fue el mismo Manuel Contreras de la vida cotidiana; aquel hombre afable y de familia, acogedor y buen anfitrión, bueno para la «talla», con cierto estilo patronal en su caso, pero acogedor y protector... Nadie de quien temer. Un tipo aparentemente como todos, «normal», pero de doble faz.

En el ambiente administrativo y alejado de las salas de tortura, Manuel Contreras supo manejar y dirigió a su central de inteligencia, cuidando de cada detalle, sin dejar que se le escapara nada. Aquí se desplegaron lo que el común de la gente, coloquialmente, entiende por «manía» por el orden y el deber cumplido. Técnicamente hablando, constituyen rasgos obsesivos de la personalidad. Entregó gran parte de su tiempo y energía al trabajo, sobre todo, una vez instalado en las oficinas del cuartel general de la CNI en Santiago. Fue un jefe meticuloso y detallista que no dejó nada al azar y, de alguna manera, lo consiguió. Quiso estar y estuvo al tanto de todo y todos, hasta en el más mínimo detalle. Incluso durante «los pasos prácticos en el aprendizaje en las artes de la tortura» fue un docente meticuloso en la observación y evaluación del desempeño de sus alumnos, lo que le permitió ir seleccionando a los más aventajados, léase más crueles, insensibles y despiadados; candidatos a enrolarse en su proyecto del Mal. En el trabajo de persecución y aniquilamiento del enemigo «no tiró de chincol a jote». Producto de un cuidadoso análisis de inteligencia y político-militar, definió a sus principales objetivos: el Movimiento de Izquierda Revolucionaria seguido por el Partido Comunista. En ese orden. El primero, atendiendo a su política y estrategia de lucha armada; el segundo, por su alto nivel de organización, disciplina y cohesión interna. Consiguió en relativamente corto tiempo mantener bajo su control a todo el país y no hubo nada ni nadie respecto de quien no tuviera información acerca de qué hacía, cómo, dónde y con quién, incluidos sus propios compañeros de armas. Según él mismo, era primordial y obligatorio estar enterado de todo lo que sucedía en el país, hasta en el más mínimo detalle, y nada debía escapar a su control. Esto, al mismo tiempo, alimentó un narcisismo que se tradujo en soberbia y ambición. Sólo fue cuestión de tiempo para que afloraran sentimientos de superioridad y selectivo menosprecio para con los demás.

Todo lo que representó la DINA –espionaje, seguimiento, detención, tortura, muerte, desaparición y control represivo absoluto del territorio nacional– fue en parte reflejo de la impronta de su director, es decir, la personalidad o modo de ver, entender y vivir la vida.

¿Rasgos de personalidad antisocial?

Posiblemente algunos podrán cuestionar que Manuel Contreras pueda ser clasificado como un sujeto antisocial *per se*, según el tipo de personalidad. Se podría argumentar que él, al igual que cualquier ciudadano promedio, también fue capaz de sobrellevar una vida privada y familiar responsable y acorde a un estándar promedio. Y de ceñirse a un orden institucional y doctrinario que, si bien respondía al de tipo dictatorial, supo mantenerse dentro de esos márgenes respetándolo, así como observando lealtad para con su familia, amistades y jefatura. No obstante, lo anterior no alcanza ni es suficiente para sostener aquel punto de vista.

Sostenemos que el fenómeno de la DINA, en cuanto a su concepción y razón de ser, de por sí conformó un fenómeno anómalo o, por lo menos, particular. En su génesis, cargó con el pecado del hijo bastardo al desplazar a los servicios de inteligencia de las FFAA y operar al margen de la estricta institucionalidad y tradición castrense. Se fraguó y operó «entre gallos y medianoche». El comandante en jefe del Ejército, obviando la tradición del escalafón militar, e inconsultamente, decidió por cuenta propia ordenar la conformación de un nuevo órgano de inteligencia en paralelo a los histórica e institucionalmente vigentes, y dependientes del Ejército y demás Fuerzas Armadas y del Orden, y le otorgó carta blanca al coronel Manuel Contreras para poder operar sin otra restricción que el mantenerlo, personal y exclusivamente, informado mediante rendiciones de estrictas cuentas periódicas. La DINA vino a funcionar al estilo de una asociación ilícita sin ningún tipo de regulación ni control dentro de los marcos institucionales e históricos del Ejército, más que la figura personalista de Augusto Pinochet. Un organismo en apariencia legal, pero en la práctica sin control por parte de ninguna instancia institucional. Absolutamente fuera del control y fiscalización por parte de la Junta de Gobierno y las cuatro ramas de las Fuerzas Armadas y del Orden. La lealtad y códigos internos dentro de ese nuevo organismo de inteligencia no fueron muy distintos a los existentes en ciertas organizaciones criminales[102] que también cuentan con una estructura organizativa y jerárquica, códigos internos y están comandadas por una jefatura personalizada. En la fundación de la DINA, metafóricamente, tenemos a dos altos oficiales de Ejército, quienes al modo de «padrinos» acuerdan y fundan una especie de «cartel» bajo una fachada institucional de inteligencia: un comandante en jefe de Ejército que junto con otro alto oficial de la rama, aprovechándose de una coyuntura política en particular sellan un pacto de carácter privado y a espaldas de la oficialidad del arma y, de la Junta de Gobierno, y que termina por «travestir» a la institucionalidad castrense. Un «segundo golpe»

102 Que la DINA conformó un organismo bajo una fachada lícita en la cual se cometieron diversos tipos de actos criminales sin ningún tipo de fiscalización de parte de estamentos del Estado, no merece mayor discusión.

ya no de Estado, sino de carácter institucional irregular, anómalo y perverso. Allí radica la naturaleza anómala medida desde los propios parámetros institucionales castrenses.

Por otra parte, en lo personal, Manuel Contreras nunca se molestó en atender observaciones y cuestionamientos por parte de sus compañeros de armas en cuanto a los métodos que aplicó en la DINA, existiendo fundadas sospechas sobre las muertes de altos oficiales del Ejército. Hubo, al mismo tiempo, gestos de celebración y premiación de su parte para con su selecto círculo de compañeros de armas incondicionales. Antepuso y priorizó las ambiciones personales y apostó alto, apegándose a la máxima autoridad en el país, quien, a su vez, le brindó apoyo y protegió al modo de una especie de «padrino». Con Augusto Pinochet Ugarte estableció vínculos de mucha confianza, acercando políticamente a ambas familias. Y mantuvo distancia del alto cuerpo de oficiales, pervirtiendo la tradición del arma de la cual provenía y a la cual seguía perteneciendo. Los parámetros de lealtad y conducta castrenses por parte de Manuel Contreras rigieron estrictamente para con el contingente bajo su mando y su mentor, el general Augusto Pinochet. Mostró obediencia y lealtad estricta y exclusiva con su jefe directo, tomando distancia de la oficialidad por sobre él en el escalafón militar. Una vez encausado penalmente, al menos en las primeras etapas, se abstuvo de involucrar a compañeros de armas ni «entregar» o denunciar a nadie. E incluso, ya avanzado el tiempo desde su destitución y disolución de la DINA, Manuel Contreras siguió mostrando lealtad hacia quien había sido su mentor, comandante en jefe y compadre, absteniéndose de emitir declaraciones ante los ministros de la Corte de Apelaciones que pidiesen involucrar a este último en causas por violación de los derechos humanos.

Esa lealtad hacia Augusto Pinochet, que otrora le fue imprescindible para sostenerse en la dirección del extinto organismo de inteligencia, la mantuvo en su paso a retiro ya sin el manto de poder que le significaba el cargo de director de la disuelta DINA. Cuando ya transitaban tiempos en que comenzaban a abrirse algunas causas por crímenes de lesa humanidad atribuidos a la DINA, ¿quién sino la autoridad máxima del país podía ser el más indicado para brindarle protección, en atención a los servicios prestados para con él, su familia y la antigua amistad cultivada entre ambos? No cabe duda de que le resultaba imprescindible cuidar dicho vínculo[103].

Más adelante, cuando Augusto Pinochet no trepidó en entregarlo a la justicia como chivo expiatorio por acciones de la DINA, fue cuando Contreras consideró roto el «pacto de caballeros» entre ambos y lo apuntó, en su calidad de máxima autoridad nacional, como principal y máximo responsable por las acciones de la DINA, haciendo alusión al código militar, específicamente al escalafón de mando castrense y obediencia debida al superior jerárquico. No cabe duda de que mantuvo lealtad para con quien fue su mentor mientras estuvo activo y una vez pasado a retiro. Pero no basta aducir a dicha conducta para poder descartar rasgos antisociales en su persona, y cabe señalar que dicha lealtad la mantuvo exclusivamente con su mentor, pero su conducta ante otros oficiales, pares y de mayor jerarquía en el escalafón, mientras fue director de la DINA, fue distinta.

Lo que aleja las dudas acerca de los rasgos antisociales de personalidad fue el hecho de que jamás mostró arrepentimiento ni titubeó a la hora de asumir funciones de dirección de un organismo donde ordenó un sinnúmero de acciones que trasgreden todo límite moral, más allá de lo humanamente imaginable. Su desprecio, acompañado de cuotas de humor negro para con las víctimas, negando, cínica y mentirosamente, ante la opinión pública toda acusación levantada en contra de la DINA[104] son muestras de aquello. Y no sólo eso. Fue también capaz y sin empacho alguno de guiar a sus «alumnos» hacia infinitas formas de maltrato y torturas físicas, psíquicas y morales con los detenidos al margen de su edad, sexo y condición de salud en medio de comentarios irónicos y, supuestamente, jocosos de humor sádico. En su calidad de director, dispuso y ordenó un sinfín de acciones constitutivas de crímenes de lesa humanidad sin la más mínima muestra de consideración o remordimiento en contra de

103 Cuando se encontraba detenido en el Hospital Militar por el «caso Letelier», se dijo que Manuel Contreras, a modo de «cuidarse las espaldas», redactó un escrito del cual tres copias habrían salido para el extranjero, pero aún seguía leal al pacto institucional de silencio, sin traicionar a Augusto Pinochet.

104 Frente a diligencias efectuadas por familiares de la joven Diana Arón, fallecida en la tortura en el centro «Villa Grimaldi», el director de la DINA comentó, irónicamente ante los periodistas: «Otra niñita que se arranca con el pololo y nos echan la culpa a nosotros».

miles de personas. Por otra parte, los casos de oficiales de Ejército muertos por causas nunca aclaradas, en momentos en que la DINA mantenía un total y absoluto control sobre la vida y muerte de la población, levantó sospechas, más aún si los fallecidos coincidentemente correspondían a altos oficiales disconformes con cómo se estaban manejando y llevando adelante algunos asuntos dentro del Ejército y la marcha del país, particularmente en la DINA. En suma, la faceta antisocial fue un componente más en la personalidad del general Manuel Contreras Sepúlveda.

En suma, Manuel Contreras Sepúlveda fue una persona dotada de una inteligencia superior al promedio[105], cuya personalidad estuvo conformada por rasgos narcisistas, fríos de ánimo, obsesivos, antisociales y sádicos. Una mixtura caracterológica que, fusionada con un fanatismo ideológico antimarxista, avanzados conocimientos y experticia en el campo de la inteligencia militar, así como una ambición personal de poder, sinérgicamente representaron a quien oficiό de torturador y fue director de una de las más tristemente célebres instituciones de nuestros tiempos.

Comentarios finales acerca de Manuel Conteras Sepúlveda

Toda obra alberga tras suyo a un autor intelectual y material, una mente capaz de imaginarla, diseñarla y gestarla. Manuel Conteras fue el creador, fundador y gestor de la Dirección de Inteligencia Nacional. El golpe militar constituyó una mera casualidad histórica y, al mismo tiempo, una oportunidad que él aprovechó para hacer realidad el sueño de su vida. Presentó un diseño de proyecto cuya implementación aseguraría el control absoluto del país, además de la neutralización y destrucción del «enemigo interno» en función del objetivo final, léase la extirpación del mentado «cáncer marxista» en la sociedad chilena. Sin embargo, no pudo terminar su cometido, ya que la ambición personal le jugó en contra. Él mismo no pudo con su vertiente narcisista-antisocial de personalidad.

105 Algunos autores han considerado a Manuel Contreras simplemente como un sujeto más bien «astuto» y «ladino», pero, a juicio nuestro, para ser capaz de materializar y acceder a dirigir un organismo de tal envergadura, como lo fue la DINA, en un complejo escenario político nacional se requiere más que simple astucia y sentido de la oportunidad.

Se creyó capaz y no trepidó en dar muerte «a ese tal por cual, excanciller, Orlando Letelier, que viaja por el mundo desprestigiando a Chile. Ya va a ver lo que es bueno. ¿Qué se ha creído este tal por cuál? ¡Ya va a saber de mi poder y hasta dónde llega el alcance de mi mano! ¡Qué me importa que los gringos lo hayan recibido! Que tampoco vengan estos upelientos[106] a creerse que son intocables. Ya va a ver ese vendido al comunismo internacional, por más que se oculte tras las faldas de Norteamérica. Hasta allá va a alcanzarlo la mano de hierro de la DINA...». También gravitó, en ese momento, el sentimiento de odio profundamente arraigado contra el «enemigo marxista» que anidaba en su corazón.

Su personalidad se impuso a su dilatada experticia en asuntos de inteligencia militar. Para cualquier oficial de su área el emprender una misión de tal magnitud en la mismísima capital de la poderosa nación del Norte constituía una muerte por suicidio anunciada. Es probable que sus antiguos profesores norteamericanos de la Escuela de Fort Benning se hayan preguntado estupefactos cómo es que un alumno tan brillante incurrió en tamaña torpeza, y quizás la única explicación que posiblemente pudieron darse fue atribuirlo al consabido «temperamento latinoamericano» que terminó por traicionarlo como a muchos otros. De ser así, creemos que se equivocaron. En ese literal «harakiri» que se autoinfligió, a nuestro juicio, primaron los rasgos narcisistas y obsesivos de personalidad del entonces teniente coronel Manuel Contreras.

En fecha 17 de septiembre de 1991, cuando llevaba ya varios años retirado, acudieron hasta su fundo «Viejo Roble», en la localidad de Fresia, Región de Los Lagos, funcionarios de la Policía de Investigaciones de la Brigada de Derechos Humanos portando una orden de detención decretada por el ministro en visita de la Corte Suprema, don Adolfo Bañados, quien precisamente llevaba la investigación de la causa criminal por el asesinato de Orlando Letelier. El general Contreras permaneció internado un tiempo en el Hospital Militar hasta que se hizo efectiva la pena de presidio en el Centro Penal «Cordillera», en su calidad de autor intelectual por el asesinato de Orlando Letelier. Este imprudente error que terminó costándole el

106 Forma despectiva en que se nombraba a los simpatizantes de la Unidad Popular, conglomerado político que respaldó la candidatura del electo presidente Salvador Allende.

fin de su carrera militar, además de privarlo de libertad, se equipara al pecado capital de la soberbia.

Y precisamente, desde ese centro penitenciario, en una entrevista otorgada a la revista *Qué Pasa*, manifestaría: «Me arrepiento de no haber sido más duro con los marxistas». Arrepentido sí y hasta el final. No por lo hecho, sino por lo que no hizo o no alcanzó a hacer. En este fugaz pasaje, durante el último tercio de su vida y privado de libertad, afloraron condensadas en un solo gesto verbal facetas de su personalidad: egocentrismo, soberbia, fanatismo, rencor, ausencia de autocrítica y arrepentimiento, omnipotencia y menosprecio por los derechos básicos de las personas. En un simple acto comunicativo entregó una notable observación acerca de sí mismo. Su propio perfil. Un autorretrato de quién fue Manuel Contreras Sepúlveda hasta el final de sus días. Sin duda el narcisismo fue una de las facetas más dominantes en su persona y la que contribuyó a autosabotear su carrera y trayectoria militar, arrastrando consigo a la DINA hacia su final[107].

Su hijo, Manuel, refiriéndose al padre, comentaría: «He llegado a pensar que el hecho de poder decidir entre la vida y la muerte de una persona lo llevó a creerse *un semidiós*. Un *todopoderoso*».

4.2. Pedro Espinoza Bravo

> *La situación más o menos distante de muchos criminales en relación a quien materialmente da muerte o ejecuta al prisionero, nada significa en cuanto a la cuota de su responsabilidad. Por el contrario, el grado de responsabilidad aumenta a medida que nos alejamos del hombre que sostiene en sus manos el instrumental letal.*
>
> HANNAH ARENDT, cuestionando los argumentos esgrimidos por la defensa de Adolf Eichmann en el juicio celebrado en Jerusalén el año 1961

Pedro Espinoza Bravo, brigadier de Ejército en retiro, cuyo alias o nombre de guerra corresponde a «Rodrigo» o «Don Rodrigo», no

107 Se podrá argumentar que no tuvo otra opción en atención a que provenía de una orden superior, pero en nuestra opinión, de haber obrado en contrario, advirtiéndole a Augusto Pinochet acerca de los riesgos políticos a los cuales se exponían al violar la soberanía del país más poderoso del mundo, éste quizás habría reconsiderado suspender dicha misión.

obstante haber ocupado cargos de alta importancia en la Dirección de Inteligencia Nacional (DINA) se caracterizó por mantener un bajo perfil. Fiel a su forma y vocación de funcionario de inteligencia militar, prefirió desarrollar su trabajo pasando lo más desapercibido posible. No gustó de figurar y nunca fue ese su estilo. Empero, no por ello dejó de ser una pieza relevante, por no decir esencial, en la estructuración y funcionamiento de dicho organismo de seguridad. A pocas semanas de ocurrido el golpe militar, su jefe y director del Servicio de Inteligencia Militar (SIM) del Ejército, general Augusto Lutz, lo destinó para aquella triste y emblemática misión que se tradujo en una secuencia de ajusticiamientos de personas en diversas localidades del sur y norte del país, misión que le fuera confidencial y encarecidamente encomendada al general Sergio Arellano Stark[108] por el mismísimo comandante en jefe de la Junta Militar.

Más adelante, hacia fines de mayo de 1974 cuando la conformación de la DINA con el visto bueno de Augusto Pinochet ya se encontraba en marcha, éste citó a Pedro Espinoza para indicarle que se pusiera a disposición del coronel Manuel Contreras Sepúlveda y se sumara a la tarea de conformar el nuevo organismo de inteligencia al cual ya había dado el visto bueno. Los afianzados conocimientos, así como el desempeño mostrado a lo largo de su carrera en esa área de inteligencia militar, meritoriamente le valieron la confianza del comandante en jefe de Ejército.

¿Cómo podríamos caracterizar a grandes rasgos a este alto oficial de Ejército que, a pesar de su afán de pasar desapercibido, terminó *a posteriori* convirtiéndose en una emblemática figura pública de la ex-DINA?

Portador de una personalidad muy diferente a la de su jefe directo, Manuel Contreras, así como de muchos de sus compañeros de filas en ese servicio de inteligencia, Pedro Espinoza Bravo destacó como un funcionario «tras las bambalinas» y alejado de la notoriedad mediática. A pesar de los diversos e importantes asuntos de los cuales se

108 General de Ejército de mayor antigüedad que, junto con los demás comandantes en jefe de las ramas de las Fuerzas Armadas y Carabineros gestaron el derrocamiento del presidente Salvador Allende en 1973. De allí que el general Augusto Pinochet haya depositado su confianza en Arellano Stark al asignarle dicha misión.

ocupó, siempre prefirió e intentó mantenerse en un segundo plano[109], asunto nada simple debido a los importantes cargos y funciones que le cupieron en la DINA, lo cual ya da cuenta de su profesionalismo como funcionario de inteligencia.

¿Qué aspectos destacaron de su persona? El esmero y los cuidados que depositaba en la planificación, preparación y ejecución de las tareas en su especialidad militar. Un fuerte apego a las normas institucionales. Enemigo del incumplimiento e improvisaciones operativas en los objetivos acordados con antelación y acuciosidad en el análisis, planificación y organización de estos en cada uno de sus detalles. Anteposición de una perspectiva panorámica global e integral a lo circunstancial en el análisis de la situación político-militar. Meticuloso en el diseño táctico y su correcta aplicación en terreno. Estricto a la hora de hacer el balance de cada misión, cuidando de sopesar con objetividad los aciertos y errores. Hombre más analítico que de acción y más a gusto en una sala de reunión «tirando líneas de acción» que en un operativo de detención o asalto a casas de seguridad de militantes políticos rastreados. El lema «muchos son capaces de sumarse al combate, pero pocos de diseñarlo y prepararlo correctamente» se acomodaba a su particular visión de la inteligencia militar. Para él, el diseño precedía a la ejecución y la idea direccionaba la acción: «Un correcto plan asegura o, a lo menos, aumenta las probabilidades de éxito del golpe a asestar». Fue por sobre todo un enemigo de la toma de decisiones emocionales y apresuradamente reactivas. Crítico de la intuición e improvisación. «Hacer las cosas bien significa, primero, pensarlas y organizarlas correctamente para, luego, aplicarlas con fidelidad al diseño fijado». Consideraba que todo plan de acción debía, a lo menos, intentar visualizar los imponderables, de manera tal de poder anticiparlos y asegurar el éxito de la misión. Empero, esta faceta no fue la única que caracterizaba su organizada personalidad.

En otro plano, demostró ser un funcionario militar apegado a las reglas y normas. Entendía que sin ellas ningún cuerpo o unidad podía

109 Hubo muchos oficiales de menor rango e incluso suboficiales y civiles de la DINA que figuraron mucho más que Pedro Espinoza, debido a su participación en operativos de alto impacto mediático; posiblemente, por una necesidad de figuración pública; verbigracia Marcelo Moren, Miguel Krassnoff, Osvaldo Romo, Armando Fernández Larios y Michael Townley, entre otros.

funcionar operativamente ni misión alguna llegar a buen destino. Fue su costumbre y, en consecuencia, exigió de sus subordinados un proceder ordenado y disciplinado. Inflexible con el incumplimiento e intolerante con las trasgresiones en la gente bajo su mando. No titubeó a la hora de aplicar las más severas sanciones, pero apegadas al código militar: como último castigo, la destitución y baja del infractor. La profesión militar exige orden, disciplina y obediencia. Nada de «arrancarse con los tarros». Se deben observar las normas y acatar las órdenes. Cada uno en su puesto cumpliendo con su deber. Solamente así el movimiento colectivo gana en eficacia y contundencia. En esa misma línea, él mismo fue un soldado recto y disciplinado, sin actos de personalismo que pasaran a llevar a terceros. Esto, sumado a su consecuente lealtad, le valió la irrestricta y total confianza por parte del director de la DINA, quien le encomendaría una serie de misiones de la más alta envergadura e importancia. En ese sentido, el mayor Pedro Espinoza nunca representó una amenaza para Manuel Conteras, asunto del cual siempre se precavía este último. La alta confiabilidad y lealtad que Pedro Espinoza transmitía hacia sus superiores lo convirtieron en la pieza clave que acompañó al director de la DINA hasta el ocaso de ese organismo de inteligencia; incluso volverían a juntarse, esta vez en calidad de imputados, ante la Corte de Apelaciones, para luego compartir e inaugurar el magnífico recinto de cumplimiento de pena, conocido como «Cordillera», ubicado en los faldeos precordilleranos de la comuna de Peñalolén[110].

La confianza y seguridad que el mayor Pedro Espinoza generaba en sus superiores, por otra parte, se cimentó en el férreo anticomunismo que profesaba, elemento ideológico esencial en su formación en inteligencia, propio del escenario mundial del siglo XX con dos grandes bloques políticos hegemónicos confrontados. Sus antecedentes curriculares, así como características personales, le valieron constituirse en un gestor y operador relevante de la DINA. Podríamos atrevernos a sostener que, así como a Manuel Contreras podría catalogárselo como el arquitecto diseñador de la Dirección de Inteligencia Nacional, a Pedro Espinoza le correspondería el mérito

110 Años después ya ambos retirados del Ejército se volverían a ver las caras, esta vez en calidad de reos por el asesinato de Orlando Letelier, en el Centro Penitenciario «Punta Peuco».

de ingeniero constructor, ya que supo organizar y materializar una parte importante de ese proyecto. El primero asumió la conducción y dirección de dicho organismo, manejándose en las turbulencias de las altas esferas del poder y escenarios políticos, mientras que la paciente y aplicada labor de Pedro Espinoza permitió que una parte relevante de los objetivos de la DINA se concretaran de manera eficaz. Los laureles y felicitaciones públicas las recibía Manuel Contreras, brindando con champagne en reuniones sociales y de camaradería con la oficialidad de la DINA y el mismísimo comandante en jefe del Ejército. La satisfacción por el deber cumplido y reconocimientos materializados en ascensos en el escalafón militar fueron suficientes para Pedro Espinoza, quien luego del trabajo se retiraba a su vida privada y familiar. Cada uno satisfecho a su manera.

«Don Rodrigo» correspondió al perfil de funcionario de escritorio y pizarra, responsable y apegado al trabajo. Riguroso y ordenado, analítico y pragmático, organizador y propositivo. En suma, una pieza esencial para el ordenamiento y funcionamiento de la DINA a efectos de recabar y procesar información útil en la neutralización y desarticulación del enemigo; sin perder de vista que el saldo de aquella empresa implicaba detención y tortura, así como ejecución y desaparición de miles de personas.

Hoja de vida de un militar con vocación por la inteligencia

Nacido el 19 de agosto de 1932, el joven Pedro Espinoza Bravo ingresó en 1949 a la Escuela Militar como cadete, egresando en 1952 como alférez a la edad de 21 años. Fue destinado al Regimiento de San Felipe, donde permaneció dos años, y después en el Regimiento Buin por un año más. Luego, fue ascendido a teniente y destinado a la Escuela Militar, donde ejerció como instructor de cadetes por cinco años. Posteriormente, estuvo destinado a la Escuela de Infantería, donde hizo un curso de un año para ascender a capitán. Volvió a la Escuela Militar, donde ofició por tres años más como instructor y ayudante del subdirector, hasta ser aceptado en la Academia de Guerra, de la cual egresó como oficial de Estado Mayor. Fue destinado a la Escuela de Artillería de Linares por dos años, y luego al Regimiento 15 de Calama por otros dos años más. Sin embargo, su vocación siempre estuvo inclinada hacia la inteligencia militar; de allí que en 1972 ingresara al Servicio de Inteligencia Militar (SIM) del Ejército[111]. El 11 de septiembre de 1973, con el rango de mayor, se encontraba cumpliendo funciones en el IV Departamento de Servicios Especiales de la Dirección de Inteligencia del Ejército (DINE), bajo el mando del general Augusto Lutz Urzúa. Como puede apreciarse, una carrera no destacada pero que resultaría promisoria en dicha área a partir de entonces.

Previo al golpe militar, durante el gobierno del presidente Salvador Allende Gossens, ocupó diversos puestos de importancia. Fue secretario de seguridad del Primer Mandatario y tuvo bajo su cargo la seguridad del ministro de Relaciones Exteriores de entonces, Clodomiro Almeyda. El mismo primer mandatario le encomendaría investigar el asesinato de su edecán naval, Arturo Araya, quien habría sido ultimado por un grupo de ultraderecha.

Como parte de su especialización profesional, efectuó cursos de inteligencia militar en el extranjero bajo la asesoría de militares norteamericanos y agentes de la CIA, como venía siendo la tradición de los militares latinoamericanos a partir de la segunda mitad del siglo XX. Dado el bajo perfil y tendencia a permanecer en un segundo plano, se carece de mayores datos suyos. Los procesos por violación de derechos humanos durante el régimen militar seguidos contra ex agentes de la DINA por la justicia chilena, aportaron profusa información que daba cuenta del destacado rol que Pedro Espinoza desempeñó en la DINA, en la cual, durante relativamente corto tiempo, ocupó distintos cargos, cumpliendo tareas muy diversas y de alto impacto político nacional e internacional. La apertura de una investigación en un tribunal norteamericano por los asesinatos de Orlando Letelier y la ciudadana de ese país, Ronni Moffitt, terminaría provocando la disolución de la DINA, y así como otros, el mayor Espinoza pasaría a retiro no sin antes ser ascendido al grado de brigadier del Ejército por los servicios prestados.

Pasemos a revisar las principales actuaciones (que van ilustrando su modo de proceder) en su trayectoria como funcionario de inteligencia militar durante el régimen de facto comandado por Augusto Pinochet.

---

111 No se encontró información acerca de cursos efectuados por Pedro Espinoza en la denominada «Escuela de las Américas», aunque es probable haya recibido instrucción de ese tipo.

Caravana de la Muerte. Para esta misión político-militar se conformó un equipo integrado por diez oficiales, todos del Ejército salvo los dos pilotos de la Fuerza Aérea que comandaron un helicóptero «Puma», en el cual los integrantes de la misión se trasladaron recorriendo el espacio geográfico comprendido entre Valdivia y Arica. Los militares seleccionados habían destacado por su fiereza y crueldad durante las acciones desplegadas en el centro de Santiago los primeros días posteriores al golpe de Estado. La excepción a esto fue el entonces mayor Pedro Espinoza Bravo, quien fue seleccionado en atención a su experiencia y conocimientos en inteligencia militar. De allí que su tarea en dicha misión consistiera en irse formando una idea acerca del ambiente político reinante en el resto del país. En las ciudades que visitarían, debía prestar especial atención con el fin de desarrollar una impresión acerca del comportamiento y percepción de la población respecto de la situación nacional y, en particular, de la Junta Militar. Para ello debía mezclarse anónimamente entre la gente y trabar conversaciones en lugares públicos, para luego entregar periódicamente reportes a su jefatura en Santiago. En una extensa declaración de diez horas que el mayor Armando Fernández Larios prestó ante el Departamento de Estado norteamericano por el caso Letelier, este manifestó que en la operación «Caravana de la Muerte» Pedro Espinoza fue caracterizado con el objetivo de pasar desapercibido, para lo cual «iba vestido de paisano y con cabello largo».

En una declaración ante el ministro de la Corte de Apelaciones, que llevó adelante la investigación por los hechos criminales de esa misión militar en Washington DC, cuando se le interrogó acerca de su rol en hechos durante la «Caravana de la Muerte» que le costaron la vida a alrededor de un centenar de personas, Pedro Espinoza respondió que él se ocupó de mantener una comunicación regular con su jefe, el director de Inteligencia del Ejército, general Augusto Lutz, a fin de irle rindiendo cuentas acerca de su trabajo. Y que no tuvo participación en ejecuciones en las cuales prisioneros, además de fusilados a sangre fría y sin mediar debido proceso, fueron pasados a punta de corvo y sepultados en fosas comunes en cementerios o sitios eriazos, con el fin de ocultar sus restos. Sí existen antecedentes de que supo cómo otros integrantes de la comitiva fueron cometiendo aquellos crímenes. El propio jefe de la comitiva, general Arellano Stark, en el proceso por los 14 crímenes cometidos en Antofagasta, declaró que vino recién a enterarse el día siguiente de aquello por boca del propio mayor Pedro Espinoza, poco antes de la cena de despedida que se le brindara a él y a su gente en el Regimiento Calama. Por su parte, el mismo Espinoza, en la causa donde se investigó el fusilamiento de 15 prisioneros en el Regimiento «Arica» de La Serena, declaró que mientras él se encontraba en una oficina de las dependencias de dicho recinto militar, escuchó disparos. Comentó que desde una ventana se divisaba el polígono de tiro, manifestándole al ministro Juan Guzmán: «Me di cuenta de que había habido fusilamientos realizados por el grupo militar del general Arellano. Pude ver al grupo militar que había hecho los disparos y eran integrantes de la comitiva del general Arellano. Estaban con armas, no recuerdo de qué tipo, pero deben haber sido fusiles». Del periplo de esta comitiva se conoce que habría, inicialmente, alzado vuelo desde Santiago el 31 de septiembre de 1973 para regresar en la última semana de octubre de ese año.

Su experticia en inteligencia militar, sumada a la alta confianza depositada en él por parte de sus superiores, le valieron al mayor Pedro Espinoza Bravo un puesto específico y clave en la «Caravana de la Muerte», misión que, por una parte, tuvo por objeto mostrar «mano dura» en aquellas regiones del país respecto de las cuales, desde las más altas esferas militares, existía preocupación, por cuanto algunos comandantes de zona estarían mostrándose demasiado «blandos» con los presos políticos y hacia la población en general. De allí que resultaba necesario mostrar una acción ejemplificadora, tanto para los civiles como para los miembros del propio Ejército y las Fuerzas Armadas, acerca del estilo de gobierno que a partir de entonces comenzaría a imperar en el país. Espinoza se ocupó de elaborar un catastro acerca del clima subjetivo reinante entre la gente y el grado de aceptación o descontento respecto del régimen militar y, al mismo tiempo, incidir intimidatoriamente en sus compañeros, enviando una categórica señal hacia el país y a aquellos militares dubitativos o discrepantes. Dos objetivos de inteligencia militar de carácter psicológico, entrelazados en una sola misión.

Más adelante, cuando Manuel Contreras comenzaba a conformar su servicio de inteligencia desde «Tejas Verdes», convocaría a decenas de oficiales con experiencia y formación en esa área militar. No consideró a Pedro Espinoza, posible y precisamente por sus características personales que distaban del perfil de agentes que tenía en mente para conformar al temible organismo. Por el contrario, entre otros, eligió a oficiales como el capitán Moren Brito y el teniente Fernández Larios, precisamente valorando el brutal desempeño mostrado en la «Caravana de la Muerte». No tuvo en cuenta a aquel mayor de Ejército experto en inteligencia militar y prefirió a quienes se hicieron célebres por la crueldad y niveles de violencia con que maltrataron y eliminaron a decenas de prisioneros políticos. Paradojalmente, Pedro Espinoza mostraba un genuino perfil de funcionario de inteligencia pasando, prácticamente, desapercibido. Años más tarde, cuando avanzaban las investigaciones en causas por derechos humanos a cargo de ministros de la Corte de Apelaciones, comenzaría a conocerse la responsabilidad que le cupo a este oficial y agente de la DINA en una serie de crímenes de lesa humanidad. Su mano estuvo presente en el diseño, planificación, coordinación y orden impartida de ejecución en una serie de operaciones de inteligencia. El propio general Augusto Pinochet fue quien ordenó a Manuel Contreras la inclusión del mayor Espinoza en la DINA. Lo anterior habla del nivel y estilo profesional de este último.

Estadio Nacional, Estadio Chile y otros centros de detención. Algunas fuentes reportan que, luego de aquel sangriento periplo por el país comandado por el general Arellano Stark, a su regreso a Santiago le fueron encomendadas a Pedro Espinoza funciones de responsabilidad en los campos de concentración improvisados en recintos deportivos de Santiago y otras latitudes del país. Existe poca información acerca de ese acotado periodo de su desempeño posterior a la asonada militar de 1973, empero, probablemente, en dichos lugares habría sabido encargarse de organizar y ordenar los procedimientos de interrogatorio de prisioneros políticos en cuanto al contenido y calidad de la información que se obtenía y su debido procesamiento. De hecho, años más tarde, además del atentado homicida en el Sheridan Circle de Washington DC, le serían abiertas otras 49 causas más por violación de derechos humanos entre las que contaban algunas caratuladas como «Estadio Nacional»[112], «Estadio Chile», «Pisagua» y «Chacabuco». Respecto de uno de esos recintos, a dos semanas de derrocado el gobierno del presidente Salvador Allende, el asesor y comunicador civil de la Junta Militar, Federico Willoughby, informaría al diario *La Tercera*[113] que la cifra oficial de detenidos en el Estadio Nacional ascendía a 5.622 personas.

La Escuela de Inteligencia de la DINA: Como se señaló antes, el comandante en jefe de la Junta Militar, Augusto Pinochet, convencido de la conveniencia de contar con un organismo de seguridad eficiente[114] y atendiendo a las buenas referencias de Pedro Espinoza, lo citó en mayo de 1974 para ordenarle que se pusiera bajo las órdenes del coronel Manuel Contreras, hombre de confianza suyo que se encontraba abocado a organizar la que sería la Dirección de Inteligencia Nacional. La primera tarea que Contreras le encomendó fue la creación de una Escuela de Inteligencia que dependería exclusivamente de ese nuevo organismo, sin ningún tipo de vinculación con el Ejército. Dicha misión fue cumplida a cabalidad por el mayor Espinoza, quien además pasó a ocupar el cargo de director de ese centro formativo, afincado en el sector Rinconada de Maipú.

Lo anterior provocó fuertes tensiones con la tradicional Escuela de Inteligencia del Ejército y entre los docentes de ambos centros formativos. El director de este último establecimiento, teniente coronel Sergio Fernández, en presencia de sus alumnos tildaría a Manuel Contreras de «nazi» y «prepotente»[115]. A su vez, el general Odlanier Mena, exdirector de la Dirección de Inteligencia del Ejército, presentaría sus quejas al comandante en jefe del Ejército y

---

112 Hay documentación que reporta que el coronel Jorge Espinoza Ulloa, encargado de la Secretaría Ejecutiva Nacional de Detenidos (SENDET) y quien mantendría un alcance de primer apellido con Pedro Espinoza Bravo, comandó el campo de concentración «Estadio Nacional».

113 Entrevista de fecha 26 de septiembre de 1973.

114 En la práctica, además de eficiente, la DINA funcionó como un órgano de inteligencia «personal» de Augusto Pinochet que le rendía cuentas exclusivamente a él, «saltándose» los conductos regulares del Ejército.

115 También vendría a generarse un profundo malestar entre los comandantes de las ramas de las Fuerzas Armadas cuando a Manuel Contreras le fue otorgada por Pinochet la facultad de revisar las hojas de vidas de miembros de las ramas castrenses y policiales, a fin de seleccionar a quienes considerase aptos para su traspaso a la DINA.

presidente de la Junta Militar, comunicando que Contreras le negaba información, además de alertar acerca del riesgo de que se terminara formando un paralelismo entre la DINE y la DINA, y recordarle que los especialistas en esta área militar, históricamente, se habían formado en la Escuela de Inteligencia del Ejército con residencia en Nos. Empero, precisamente a aquello apuntaba este proyecto hegemónico del futuro director del nuevo aparato de inteligencia: la DINA debía constituirse en un organismo semiindependiente, que respondiese exclusivamente al general Pinochet, con prescindencia del Ejército y demás miembros de la Junta Militar.

A pesar de los severos cuestionamientos provenientes desde la alta oficialidad del Ejército en cuanto a la falta de institucionalidad de ese proyecto, Pedro Espinoza se mantuvo leal a su nueva jefatura, lo cual daba cuenta de su sólida disciplina castrense y alto sentido de lealtad. Un fiel observante de la obediencia debida; valor y principio histórica e institucionalmente inscrito en el ADN del ser militar. Por su parte, el general Odlanier Mena sufriría un traspié adicional al ser convocado por Pinochet y no solamente ser pasado a retiro, sino que, además, destinado a la embajada de Paraguay. Las piezas del tablero y cuotas de poder dentro del Ejército y la Junta Militar comenzaban a disponerse acorde a un nuevo escenario político-militar que respondía a aspiraciones personalistas del comandante en jefe del Ejército. En ese escenario, Pedro Espinoza Bravo nunca dio pie para ser objeto de reproches o cuestionamientos, manteniendo un bajo perfil y cumpliendo a cabalidad las instrucciones impartidas por sus superiores. Reiteramos, estricta observancia de la doctrina y tradición castrenses.

Subdirección del Departamento de Inteligencia Interior de la DINA. Sin dejar la dirección en la Escuela de Inteligencia, el mayor Pedro Espinoza asumiría el primer cargo de importancia en el aparato operativo del nuevo organismo de seguridad. Allí ejercería hasta octubre de 1974 como subdirector del Departamento de Inteligencia Interior, repartido entre el cuartel general de la DINA y el cuartel «Terranova», situados en las comunas de Santiago Centro y Peñalolén, respectivamente. De esa manera, comenzaba a acceder a cargos cada vez de mayor responsabilidad en la DINA, mostrando eficiencia y brindando confianza a su jefe y director de ese órgano, el coronel Manuel Contreras.

Comandancia del Cuartel «Terranova». En el periodo que va desde noviembre de 1974 a enero de 1975, Pedro Espinoza pasaría a tener bajo su responsabilidad al principal centro de detención de la DINA. El cuartel «Terranova», popularmente conocido como «Villa Grimaldi», contaba con un departamento administrativo donde operaba la jefatura y un equipo de analistas en inteligencia que procesaba la información obtenida de los interrogatorios de prisioneros, además de dos brigadas, a su vez, integradas por grupos operativos encargados de la detención e interrogatorio de los detenidos. Se podría decir que durante el periodo de rodaje de la DINA, el cuartel general donde se encontraba el director nacional, coronel Manuel Contreras, y aquel centro de tortura, constituyeron el «cerebro» y principal «brazo ejecutor» de dicho servicio de inteligencia, respectivamente. Este fue el período de su carrera donde estuvo directamente relacionado con los prisioneros y prisioneras sometidos a bárbaros interrogatorios bajo tormento.

Agregado de la Embajada de Chile. En febrero del año 1975, Pedro Espinoza sería enviado a la ciudad de Brasilia, donde permanecería en calidad de agregado en la Embajada de Chile hasta marzo de 1976. Se carece de más información acerca de qué funciones le fueron encargadas allí, pero se sabe de la histórica y estrecha relación de cooperación entre los organismos de seguridad de los Ejércitos de ambos países, así como la destinación de militares chilenos a Brasil, a cursos de adiestramiento y capacitación en materias de inteligencia e interrogatorio de prisioneros bajo métodos de tortura.

Jefatura de la Dirección de Operaciones de Inteligencia. Cuando Pedro Espinoza regresó a Chile desde Brasil, siguiendo su vertiginosa carrera dentro de la DINA, le sería encomendada la Subdirección de Inteligencia Interior. Permaneció allí hasta julio del mismo año, cuando accedería al más alto cargo que ejerció durante el resto del tiempo en que permaneció en la Dirección de Inteligencia Nacional. La creación de la Dirección de Operaciones de Inteligencia coincidió con un momento en que el diseño de ese organismo de seguridad estaba en etapa avanzada. La importancia en cuanto al nivel y margen de decisiones en dicha instancia de la DINA fue trascendente, atendiendo a la diversidad de atribuciones y funciones que dependían del cargo.

Resulta importante dimensionar y destacar este último cargo que ocupó Pedro Espinoza en un departamento que administrativamente se encontraba por debajo de la Dirección y Subdirección de la DINA. La Dirección de Operaciones de Inteligencia mantenía bajo su mando a los Departamentos de Inteligencia Interior e Inteligencia Exterior, de los cuales dependían las brigadas y agrupaciones que en concreto conformaban los grupos operativos de la DINA; en otras palabras, sus brazos ejecutores. Vale decir, el teniente coronel Pedro Espinoza «manejaba los hilos» de todas las acciones operativas y misiones de ese organismo, dentro y fuera del país. A partir de entonces, se instaló en el cuartel general de la DINA, a escasos metros de Plaza Baquedano en la calle Belgrado, ocupando una oficina en la planta baja de uno de los edificios laterales a las dependencias de Manuel Contreras, y le fue asignada como ayudante una oficial de Carabineros. Desde allí tuvo ante sí un vasto campo donde aplicar su talento innato y avezados conocimientos para tejer redes y desplegar misiones de inteligencia militar. Sin duda, este fue el puesto de mayor relevancia que Pedro Espinoza Bravo alcanzó en su destacada carrera en la DINA, un premio a su esforzada carrera militar.

Auge y caída de Pedro Espinoza Bravo y la DINA. Fue a la Brigada Exterior de la DINA, dependiente del teniente coronel Pedro Espinoza Bravo, a la que le cupo la responsabilidad intelectual y material por los homicidios del excanciller chileno Orlando Letelier y su secretaria, Ronni Moffitt en Washington. Ese atentado, al igual que los perpetrados en Buenos Aires y Roma, constituyeron intrépidos actos terroristas perpetrados por agentes del servicio de inteligencia chileno, violando la soberanía de esas tres naciones. Sin embargo, fue el doble crimen de Washington D.C. el que tuvo mayor repercusión y trascendencia política, y que terminaría provocando el ocaso de la Dirección de Inteligencia Nacional.

El gobierno de los Estados Unidos solicitaría la extradición de los integrantes de la DINA, léase coronel Manuel Contreras, Jefe de Operaciones de la DINA Pedro Espinoza y capitán Armando Fernández Larios, además del agente civil Michael Townley, para ser juzgados por los tribunales norteamericanos por el doble crimen perpetrado en territorio norteamericano. Los dos primeros imputados, en calidad de autores intelectuales, y los otros como autores materiales. Fue tal la presión del gobierno de Washington D.C. ejercida en contra del edificio Diego Portales que, frente el asedio diplomático y político insostenible, el general Augusto Pinochet se vio forzado a ceder, aunque parcialmente.

Solamente uno de los autores materiales de dicho atentado, Michael Townley, fue entregado por Augusto Pinochet a la justicia norteamericana, atendiendo a su nacionalidad estadounidense. Años más adelante, el capitán de Ejército, Fernández Larios, optaría *motu proprio* por entregarse y colaborar con el *Federal Bureau of Investigation* (FBI) y el fiscal norteamericano que llevaba la causa. Las declaraciones de ambos ex agentes de la DINA darían cuenta en detalle de cómo se gestó y llevó a cabo dicho operativo, develando las responsabilidades criminales de la plana mayor de la DINA.

Muchos años después, el por entonces brigadier Pedro Espinoza Bravo, acompañado de su abogado defensor, respecto de la responsabilidad que le cupo en el «Caso Letelier», en una entrevista periodística manifestaría que se remitió «en 1976, en la entrega de pasaportes a Michael Townley y Armando Fernández Larios. Pero no más que eso»[116]. Empero, la investigación del FBI arrojó pruebas suficientes acerca de la responsabilidad criminal de la DINA, y el Departamento de Estado insistió en la extradición del director nacional y del director de operaciones de inteligencia de ese organismo para que compareciesen ante la justicia norteamericana, lo cual nunca ocurrió, por la negativa del presidente de la Junta de Gobierno y comandante en jefe de Ejército, Augusto Pinochet Ugarte, de extraditarlos.

En otra entrevista brindada al diario *El Mercurio* Pedro Espinoza alegaría, en su defensa: «Todos creen que la DINA eran Contreras y Espinoza. Yo nunca fui el segundo». Sin embargo, y a pesar de sus descargos, cuando él ocupaba la jefatura de la Dirección de Operaciones de Inteligencia se planificó y perpetró el atentado en la capital de los Estados Unidos que les costó la vida a Orlando Letelier y Ronni

116 Entrevista publicada en el diario *El Mercurio* de fecha 02 de octubre de 2005.

Moffitt[117]. Fue cronológicamente coincidente con el periodo de mayor auge de este oficial de Ejército y funcionario de la DINA, quien, bajo el nombre político de «Don Rodrigo», desde el alto cargo que ocupaba aplicaba sus vastos conocimientos y experticia en inteligencia, pero que terminó incurriendo temeraria e imprudentemente en el mayor error de su vida al violar la soberanía del país más poderoso del mundo[118], hecho que, por lo demás, terminaría poniendo en jaque al régimen militar chileno con definitivas consecuencias para Contreras, Espinoza y la DINA. El gobierno norteamericano tomaría distancia y presionaría al régimen de Augusto Pinochet, mientras este último se quedaba sin más opciones que disolver la DINA y pasar a retiro a dos de sus más leales y eficaces colaboradores.

A pesar de los excesos que terminaron costándole la carrera al jefe de operaciones de la DINA Pedro Espinoza y al coronel Manuel Contreras, en atención a sus destacados desempeños en la DINA y lealtad para con el general Augusto Pinochet, ambos no pasarían a los cuarteles de invierno sin antes ser ascendidos al grado de brigadier y general de Ejército, respectivamente. Un merecido reconocimiento de parte de la alta jefatura por los servicios prestados.

Mirando hacia atrás no podemos sino concluir que, en un periodo relativamente breve, este versátil y aplicado oficial de Ejército, experto en inteligencia y funcionario de la DINA, supo ocupar y desempeñarse en puestos claves, contribuyendo al desarrollo y consolidación de ese organismo de inteligencia militar. En cada lugar al cual fue destinado su presencia resultó trascendente. En todos los cargos que ocupó y misiones que le fueran encomendadas dejó su impronta personal y profesional. Contribuyó a la formación de nuevos agentes, así como en la capacitación y perfeccionamiento de los antiguos. Fue un eficiente gestor de operaciones de inteligencia cuya labor permitió desarticular direcciones y orgánicas de partidos y organizaciones políticas consideradas enemigas claves del régimen cívico-militar de turno. Supo diseñar e implementar operativos de impacto psicológico-mediático, así como también contribuir a forjar nexos y coordinar

117 Resulta impensable que en un organismo de inteligencia militar como lo fue la DINA fuera posible ejecutar operaciones de tal cariz político con total desconocimiento de las altas jefaturas en la línea de mando.

118 Sin duda que la mayor responsabilidad le correspondió a su jefe directo, el coronel Manuel Contreras y, en última instancia, al general Augusto Pinochet.

acciones conjuntas con organismos de inteligencia militar de países vecinos y agrupaciones anticomunistas internacionales. En suma, contribuyó de modo sustancial con la organización, estructuración y consolidación de la Dirección de Inteligencia Nacional, órgano que alcanzó un altísimo nivel de funcionamiento en tareas de persecución y exterminio de cientos y miles de opositores al régimen cívico-militar. Paradojalmente fue así como, al mismo tiempo, terminó truncando su impecable carrera profesional.

Cabría preguntarse cómo es que un oficial de alto rango castrense, con tan dilatada experiencia y conocimientos en el área de la inteligencia militar, pudo haber incurrido en tan temeraria operación sin avizorar la falta de prudencia y los riesgos que involucraba acometer tamaña empresa, apuntando al corazón mismo de la nación más poderosa sobre el planeta. Un *grosso* error que probablemente emanó de sus superiores, dada la magnitud del operativo militar, y que le terminó costando caro a la DINA en su conjunto.

No es infrecuente que, al obtener logros positivos en el ámbito de cualquier actividad profesional, al mismo tiempo aflore en los actores una disposición mental que los propulse a seguir experimentando más allá de lo que la sana prudencia aconseja. Producto del entusiasmo por los logros obtenidos, afloran motivantes deseos de sumar ulteriores éxitos y, de esta manera, moviliza a seguir incursionando en nuevos ensayos. Es entonces cuando se toman riesgos, pudiendo pecar por exceso de autoconfianza. De manera tal que tampoco podemos aseverar ni descartar que Pedro Espinoza, con su vasta experiencia y gama de recursos operativos a su disposición, se haya en este caso motivado con llevar adelante este operativo de inteligencia de alta trascendencia política incurriendo en un «*furor operandis*»[119]. Sin embargo, es razonable suponer que ese modo de proceder no concuerda con la mesurada y analítica personalidad de Pedro Espinoza, y de allí que es posible pensar, en este caso, que detrás de la decisión de su ejecución se encontraban el director de la DINA y el mismísimo comandante en jefe de la Junta Militar. Por cierto, el excanciller Orlando Letelier figuraba en la lista de personeros políticos en el

119 Parafraseando al *furor curandis*, que se refiere a aquella actitud temeraria del médico cuando incurre en actos terapéuticos más allá de los límites razonables que dicta y aconseja el estado del Arte de Curar.

exilio que, en el plano internacional, representaban una permanente amenaza diplomática para la Junta Militar. Entonces, situadas así las cosas, quizás el teniente coronel Espinoza se limitó a ejecutar la orden superior como aquel disciplinado militar que siempre fue [120].

Pasemos, entonces, a revisar aspectos distintivos de su persona que permitan adentrarnos en su particular modo de ser en la función del torturador con su víctima.

Aspectos de la persona del mayor Pedro Espinoza Bravo

Trato y manejo de los prisioneros. Un rol del cual Pedro Espinoza se ocupó y supo encarnar con habilidad rindiéndole dividendos fue su particular y personalizado estilo en el trato para con *ciertos* detenidos, lo cual, al lado de los cruentos abusos cometidos por parte de otros oficiales de la DINA, marcaba una notoria diferencia. Estrategia aplicada, eso sí, solamente con prisioneros en quienes él estimaba posible obtener algún provecho para las tareas y fines de la DINA. Fuera de hacer distinciones entre detenidos en cuanto al nivel de importancia político-militar, según el cargo ocupado dentro de la orgánica partidaria y nivel de información que podrían manejar, además supo detectar a aquellos susceptibles de ser seducidos o convencidos a fin de que colaborasen o, derechamente, se pasasen al «bando contrario». Fue así cómo pudo «reclutar» a ciertos detenidos y detenidas que terminaron prestando valiosa colaboración en la captura de excompañeros de filas, con la consecuente desarticulación de ciertas estructuras partidarias.

María Alicia Gómez, alias la «Carola» y ex militante del Movimiento de Izquierda Revolucionaria, fue una de las prisioneras que terminaron colaborando con la DINA. De allí que Osvaldo Romo, uno de los emblemáticos torturadores de «Villa Grimaldi», le manifestaría a una periodista que, luego de un tiempo detenida y torturada, «después la 'Carola' se metió con mi coronel Espinoza. Él le salvó la vida. Él la ayudó muchísimo, porque ella tenía problemas con su papá que no la había reconocido, y Espinoza lo hizo buscar y lo obligó a que la reconociera y le diera el nombre». Más allá de si este comentario

120 Lo cual no le resta responsabilidad en crímenes imputados a su persona en tribunales chilenos y extranjeros.

mantiene fidelidad con la realidad o integra elementos fantasiosos –dado que existen antecedentes de que dicho agente de la DINA solía exagerar o fabular– el trasfondo del comentario reporta acerca de una prisionera política que mantenía una deuda de gratitud con el comandante del cuartel «Terranova», donde permanecía en calidad de detenida política, sumado al hecho de que efectivamente más adelante se contrató como funcionaria asalariada en el organismo de inteligencia que la había detenido y torturado. Este último dato le otorga una importante cuota de credibilidad a ese relato que va dando cuenta de una particular faceta de Pedro Espinoza que, efectivamente, lo distinguiría de la mayoría de la plana de oficiales del cuartel «Villa Grimaldi».

Ratificando de alguna manera lo anterior, Luz Arce, otra prisionera y ex militante del Partido Socialista, contó que cuando Pedro Espinoza asumió la jefatura de la Dirección de Inteligencia y Operaciones de la DINA «se llevó a la 'Carola' a trabajar con él» y así obtuvo valiosa colaboración de su parte en las tareas de análisis de documentos políticos del MIR.

Otro ejemplo del mismo tenor lo constituye el hecho de que, a las dos detenidas antes mencionadas sumadas a una tercera, se les dispuso un lugar apartado de la población de prisioneros de «Villa Grimaldi», con ciertas comodidades y contiguo a otro dispositivo donde permanecían siete militantes varones del MIR, quienes también estarían colaborando con la DINA. Todo lo anterior no habría sido posible sin el visto bueno de la jefatura de dicho centro de detención, es decir, del mayor Pedro Espinoza.

También, una de aquellas tres detenidas en su oportunidad contó que el comandante de «Villa Grimaldi» la mandó a buscar para que le respondiera un cuestionario que había elaborado, entre cuyas preguntas se contaban «¿Cómo lo harías para comunicarte con la dirección del MIR?» y «¿Qué crees tú que deberías hacer para que los militantes de tu partido se desmoralicen?». Dos importantes puntos en materia de inteligencia militar.

Todos los anteriores son ilustrativos ejemplos de cómo la utilización de un acercamiento mediante la seducción y manipulación, inteligentemente manejadas, puede facilitar y conseguir resultados que la fuerza bruta, a veces, no es capaz. Por cierto, constituyen caminos diametralmente distintos a los preferidos por Manuel Contreras cuando ocupó la comandancia del Regimiento «Tejas Verdes» y montó allí su escuela de adiestramiento de los futuros integrantes de la DINA. En esto, desde un principio, difirieron notoriamente el coronel Manuel Contreras y el mayor Pedro Espinoza, lo cual ilustra dos personalidades diferentes y, por ende, dos formas de visualizar y encarar las tareas de inteligencia militar. De allí que, por lo mismo, ambos se complementaran bien.

Disciplina en el trabajo. Luz Arce, ya mencionada, en una entrevista a un profesor universitario estadounidense interesado en su historia personal, narró cómo una noche de Año Nuevo en el cuartel «Terranova», estando los guardias ebrios y siendo violadas algunas de prisioneras, ella consiguió golpear y dejar inconsciente en el suelo al jefe de la guardia, quien se la había llevado hasta su oficina, dando aviso por teléfono desde allí a uno de los oficiales que se encontraba en su domicilio. Ella contó cómo, al rato, llegó hasta allí Pedro Espinoza junto con otros oficiales y militares en tenida de combate, siendo detenidos todos los integrantes de la guardia. Al día siguiente, él la citó en su oficina y le tomó una detallada declaración, además de informarle que todos los funcionarios implicados en los disturbios del 31 de diciembre serían dados de baja. Más tarde la fue a buscar a su habitación e hizo salir a fin de que pudiese observar al jefe de la guardia de aquella noche, esposado, engrillado y con la vista vendada, hecho que sin duda causó un hondo impacto en la prisionera que, más adelante, terminaría transformándose en funcionaria de la DINA. Todo lo hasta aquí destacado nos van acercando características peculiares y propias de la persona de Pedro Espinoza Bravo.

Esa misma ex prisionera de «Villa Grimaldi» narraría, en otra oportunidad, lo siguiente: «Me enteré del Comando Conjunto[121] porque se hicieron algunas reuniones en el cuartel general de la DINA (...). Por la DINA participó en esas reuniones Pedro Espinoza. Recuerdo que Espinoza fue muy criticado por algo que habría hecho mal. No sé si él o su gente». Al respecto, de ser esto cierto y dado su proceder autocrítico, es dable pensar que él mismo se encontraría muy molesto por el error que, al parecer, correspondería a cuando un alto dirigente

121 Instancia de coordinación de organismos de seguridad de las FF.AA. y Carabineros.

del proscrito Partido Comunista los habría engañado prometiéndoles que los iba a guiar hasta «un punto» donde supuestamente iba a mantener contacto con otro miembro de la dirección de partido; sin embargo, una vez en pleno centro de Santiago comenzó a vociferar su nombre y condición de detenido político de la DINA, arrojándose bajo las ruedas de un microbús de locomoción colectiva.

La Conferencia del MIR. Una sofisticada y elaborada operación de inteligencia, cuyo objetivo era generar un impacto psicológico de desmoralización entre las filas enemigas, fue preparada durante semanas en el cuartel «Terranova», y entre sus principales gestores destacaban el mayor Pedro Espinoza con apoyo del teniente Miguel Krassnoff, este último a cargo de un grupo operativo cuya misión era la persecución del MIR. Para dicha tarea se «consideró» a cuatro miembros con altos cargos en la estructura partidaria y tres integrantes de menor jerarquía de dicha organización política. El fin consistía en que estos dirigentes del MIR participasen en el montaje de una conferencia de prensa televisada «en vivo» en la cual harían un llamado a sus compañeros de filas a deponer las armas y aceptar la derrota. Esta, finalmente, se llevó a cabo en una dependencia del edificio «Diego Portales», por entonces sede de la Junta de Gobierno Militar. Durante la transmisión, todo el tiempo a los «conferencistas» se los mantuvo rodeados por oficiales de la DINA, armados y situados en un segundo plano, de manera tal que no aparecieran en las pantallas de televisión.

Si bien en dicha puesta en escena se cometieron ciertos errores[122], Pedro Espinoza, en atención a su profesionalismo, se ocupó de pasar desapercibido, para luego, probablemente, irse a descansar satisfecho por la misión cumplida y haber sido uno de los principales gestores de aquel novedoso golpe mediático de la DINA. Él mismo comentaría más tarde que por fin se «comenzaba a realizar un trabajo de inteligencia en serio». En ese mismo sentido, otro oficial de Ejército del equipo de análisis del cuartel «Terranova», quien igualmente menospreciaba los «burdos» métodos utilizados por ciertos oficiales de la DINA, habría aplaudido dicha operación, ya que formaba

122 En un momento habría sido posible distinguir, en un segundo plano, a la figura del teniente Miguel Krassnoff y del capitán Marcelo Moren Brito.

parte de aquellos operativos que él solía catalogar como acciones de «inteligencia limpia». Aquel hito, posiblemente, se cuente entre uno de los logros recordados con mayor satisfacción por el comandante «Don Rodrigo».

Postura frente a la tortura. Cuando Marcia Merino, alias «la Flaca Alejandra» y ex militante del MIR, en una entrevista otorgada en 1992 a la periodista Mónica González evocó el tiempo de detención en el cuartel «Villa Grimaldi», al referirse al comandante de dicho recinto manifestó: «Nunca me imaginaría a Pedro Espinoza torturando, es como si fueran dos personas ...». Y, por lo visto, debido al comportamiento comedido, formal y dialogante que acostumbraba este oficial de la DINA, a no pocos prisioneros y prisioneras se les hacía difícil representárselo como un torturador. Tampoco era de extrañar, ya que él acostumbraba y prefería el «diálogo» con aquellos prisioneros potencialmente colaborativos, lo cual se adecuaba más a su estilo personal; así mediante, podía obtener frutos a veces difíciles de conseguir por la vía del apremio violento. Acercamientos que, por lo demás, en algunos casos terminaban por confundir en cierta manera a algunos detenidos, allanando acuerdos de cooperación que, en suma, se traducían en la entrega de información valiosa para las tareas de inteligencia de la DINA. Información por parte de quienes, en su condición de prisioneros/as, entraban en una dinámica de colaboración con él a cambio de prebendas de su parte; valga la redundancia, por parte de quien en última instancia mantenía un control absoluto sobre el destino de sus interlocutores, vale decir, una relación absoluta y prácticamente asimétrica, bajo su total control.

Si bien por parte de los detenidos a Pedro Espinoza *casi* nunca se lo vio ni se lo recuerda presente durante las sesiones de torturas y menos practicándolas personalmente, este obviamente conocía su existencia y formas de aplicación, así como todo lo que ocurría en el cuartel bajo su comandancia. Aquella cruel práctica de interrogatorio representaba una alternativa más en las tareas que en aquel lugar se desarrollaban a diario. Con el fin de ilustrar de mejor manera el ámbito en el cual Pedro Espinoza desarrollaba sus labores cotidianas y los métodos allí aplicados, a continuación pasemos a revisar información que puede ampliar la visión en dicho sentido.

Existen testimonios referidos a la etapa de preparación de aquella mediática conferencia de dirigentes *miristas* que ilustran ciertas facetas no conocidas ni visibles, a simple vista, sobre la persona de Pedro Espinoza Bravo. Hubo cuatro altos dirigentes *miristas* que se presentaron ante las cámaras de televisión dirigiéndose a la ciudadanía y a sus excompañeros de filas. Dos de ellos lograron sobrevivir para más adelante entregar información acerca de las circunstancias y pormenores que rodearon y precedieron los preparativos de aquel montaje de inteligencia militar, evento al cual se vieron forzados a tomar parte. Pasemos a revisar testimonios acerca de ciertos hechos en la preparación que antecedieron a su puesta en escena.

El detenido político, Cristián Mallol, manifestó que semanas antes «estando en la pieza donde fui trasladado (...) llegó 'Rodrigo Terranova' quien nos dio un discurso y nos dijo que nosotros no le íbamos a ensuciar su carrera. Estaba borracho, dijo que él era un don nadie, pero había llegado donde estaba y que nosotros no le arruinaríamos su carrera». Este testimonio, de ser fidedigno, daría cuenta de cómo el mayor Pedro Espinoza proyectaba y entendía su carrera militar y, por cierto, la importancia que en ese sentido le asignaba a esa misión en particular. Asimismo, también se podría inferir que, debido a los efectos etílicos y comprometido su inmanente autocontrol, afloraron en esos momentos deseos profundamente arraigados en él, a saber, el anhelo de alcanzar en su carrera el grado más alto en el escalafón militar. Aspiración, por lo demás, natural en todo oficial de Ejército. Lo interesante es que cuando expresó aquello lo estaba vinculando al éxito o fracaso de la operación de inteligencia, vale decir, la conferencia de los *miristas* que tenía en ciernes, la cual dependía de la «colaboración» de los dirigentes del MIR prisioneros a quienes en ese momento se dirigía.

Por su parte, Hernán González, otro de los militantes «conferencistas» del MIR y sobreviviente, contó cómo fue conducido hasta la oficina de Pedro Espinoza, donde «negoció» –o, más bien «transó», puesto que no se puede llamar de otra manera a una conversación bajo circunstancias tan desiguales entre estos dos «negociadores»– la libertad y sobrevivencia de su esposa a cambio de la «puesta en escena» televisada. Ella también se encontraba detenida en ese cuartel de la DINA y el comandante de «Villa Grimaldi», por lo visto, ya le había tomado el pulso a dicho detenido respecto de su cónyuge. Ante dicha presión psicológica y promesa de que ella saldría libre, el prisionero terminó por acceder a participar del montaje y aceptar un documento político de reconocimiento de rendición del MIR. Aquí vemos entonces a Pedro Espinoza en una de sus particulares facetas, ejerciendo hábilmente una extorsión emocional sobre un detenido en función de un objetivo político-militar y, de paso, sumar méritos a su currículo de inteligencia militar. Si bien la aplicación de torturas por mano propia aparentemente no congeniaba con su modo de proceder, la manipulativa coerción psicológica sí formaba parte del repertorio de su personal *modus operandi*. Igualmente, contaba con que, si su estrategia no le funcionaba, otros se ocuparían del «trabajo sucio» hasta lograr quebrantar la voluntad de los prisioneros y asegurar su participación en el montaje mediático. Sin duda, en un estilo muy personal optó por el uso racional de tácticas que permitieran la exploración y manipulación de áreas sensibles en la psicología de los prisioneros. La inteligencia por sobre la «fuerza bruta» había sido y fue su estilo particular en el abordaje de los prisioneros políticos.

A un periodista del diario *El Mercurio* Pedro Espinoza le manifestó: «Me costó tres meses convencer a cuatro dirigentes *miristas* para que el 17 de febrero de 1975 hicieran un llamado por Canal 7». Sin embargo, no especificó las estrategias utilizadas para «convencer» a los prisioneros a «tomar parte» de la mentada «conferencia de prensa». Se limitó, simplemente, a mencionar actos de negociación en los que utilizó como moneda de cambio a familiares de los detenidos. Repasemos, entonces, la información aportada por los propios prisioneros que, desde otro punto de vista, da cuenta de los métodos utilizados por sus captores y que distan sideralmente de los «dialogantes acuerdos» de los cuales el comandante de «Villa Grimaldi» se refirió al periodista.

Hernán Carrasco, un tercer militante del MIR que también estuvo en dicho montaje de «conferencia» y no sobrevivió para contarlo, ya que, más adelante, sería cruelmente asesinado[123], previo a aquel montaje fue sometido a tormentos en los cuales se lo obligaba a

123 Hernán Carrasco junto con Humberto Menanteau, el cuarto «conferencista», habrían sido descuartizados en vida y rematados con disparos de fusil en la Cuesta de Chada, y sus restos clandestinamente inhumados en un predio agrícola de esa zona.

sostenerse de pie y soportar inimaginables castigos. En una declaración jurada de Cristián Mallol respecto de Carrasco se lee: «... a puros golpes le quebraron el esternón. Lo golpeaban por golpearlo porque era macizo y sabían que había estado en Cuba. Lo ponían de pie y lo golpeaban hasta que cayera. Había un guardia de la Marina que hacía esto. Era muy perro. Era el único que nos hacía dormir con las manos amarradas atrás; los demás dormían con las manos adelante. Ese tipo le quebró el esternón a Carrasco». En estos hechos el comandante del cuartel Terranova» no estuvo ausente, al menos, informativamente. Si bien Pedro Espinoza en su trabajo con los prisioneros acostumbraba tener un trato educado y prefería una oficina a la sala de tortura, tampoco desconocía ni descartaba otras prácticas si estas le facilitaban la «colaboración» por parte de los prisioneros. Lo esencial para él era la «extracción» de información de valía en términos de inteligencia, y para ello, por lo visto, «el fin justificaba todo tipo de medios».

Si bien algunos sostienen que también dio muerte por mano propia, lo cual no ha sido acreditado, lo que sí, y qué duda cabe, es que pudo ejercer la jefatura y administrar con eficiencia uno de los emblemáticos centros de detención de la DINA donde sistemática y despiadadamente se practicó la tortura y desaparición de personas.

En suma, y atendiendo a testimonios de sobrevivientes de «Villa Grimaldi», es dable suponer que Pedro Espinoza Bravo se abstuvo de aplicar él personalmente procedimientos de tortura, pero cuando la situación lo ameritaba, y en atención a la importancia político-militar del prisionero, es razonable suponer su presencia direccionando el interrogatorio.

Por lo demás, existen testimonios de sobrevivientes acerca de su participación en interrogatorios bajo tortura. Es el caso del Dr. Luis Enrique Peebles, médico psiquiatra que declaró que, en febrero de 1975, luego de haber permanecido detenido en el recinto «Ancla 2» de la Armada en Talcahuano fue trasladado hasta Colonia Dignidad y allí sometido a interrogatorios por integrantes de la DINA del cuartel «Terranova». Menciona que entre los presentes pudo identificar a Pedro Espinoza y a otro mayor, así como a un teniente y a tres suboficiales de Carabineros. Al respecto manifestó: «Quien dirigía el modo de aplicar la corriente era Paul Schäfer. *El que hizo las preguntas desde un principio era Pedro Espinoza, con tono pomposo y meloso, como con una papa en la boca* [¿Con el fin de evitar ser reconocido por su voz?]. *Los que aplicaban los golpes eran los demás*». Probablemente su participación en ese caso se debió a la importancia política del prisionero, ya que Peebles manifestó que esos hechos ocurrieron «cuando tenía yo 27 años, pertenecía al MIR y era el encargado de Concepción». Es decir, se trataba de un miembro de la cúpula regional de una organización política que era prioridad para la DINA. Pedro Espinoza, por su parte, tampoco habría negado la existencia de una coordinación entre agentes de la DINA y gente de Paul Schäfer en la detención y traslado de presos políticos hasta Villa Baviera en las proximidades de Parral.

Operación Colombo. Una de las operaciones de inteligencia más sofisticadas y perversas orquestadas por la DINA fue el montaje de un supuesto ajusticiamiento masivo de 119 «extremistas chilenos» a manos de sus propios compañeros de filas, en un intento por disfrazar, frente a la opinión pública, asesinatos y desapariciones que en realidad ocurrieron a manos de agentes de los distintos centros donde permanecieron detenidos. Por entonces, otro oficial del Ejército ocupaba la jefatura del Departamento Exterior de la DINA y dicha operación fue ejecutada bajo la mirada del coronel Manuel Contreras y la venia del general Augusto Pinochet. La manipulada información mediática llegó a Chile el 23 de julio de 1975, cuando Pedro Espinoza ejercía funciones como agregado en la embajada chilena en Brasilia. Algunos le atribuyen a él la autoría intelectual de dicha operación, para lo cual habría contado con los oficios de la línea aérea chilena LAN y del Ministerio de Relaciones Exteriores de Chile, así como contactos en Buenos Aires y Río de Janeiro. Y tuvo que comparecer ante el ministro de la Corte de Apelaciones que llevaba dicha causa, cuando se acreditó que algunos de los «desaparecidos» habían permanecido detenidos en «Villa Grimaldi» cuando este cuartel se encontraba bajo su mando.

Actividad de la DINA fuera de Chile. Dentro del lapso de tres años el Departamento Exterior de la DINA desarrolló un plan para eliminar opositores políticos considerados peligrosos, en atención a su incidencia sobre ciertos sectores del país e importantes contactos con altos personeros y organismos internacionales. No cupieron dudas de que dichas acciones criminales fueron digitadas desde la DINA y resulta imposible pensar que pudiesen haber respondido a simples «excesos personales» por parte de agentes de un servicio de inteligencia militar cuyo director, diariamente, le rendía pormenorizadas cuentas al comandante en jefe de la Junta Militar de Gobierno.

El general de Ejército en retiro, Carlos Prats González, y su esposa, Sofía Cuthbert, fallecieron al explotar una bomba instalada en su automóvil el 19 septiembre de 1974 en el barrio de Palermo de Buenos Aires. Manuel Contreras le habría entregado al mayor Pedro Espinoza la suma de veinte mil dólares para el financiamiento de la operación «Carlos Prats», que habría sido coordinada por el entonces director del Departamento Exterior de la DINA. Según antecedentes recopilados de los procesos judiciales en Argentina, Italia, Estados Unidos y Chile, en este caso los ejecutores materiales habrían correspondido a tres oficiales del Ejército, mientras que el agente de nacionalidad norteamericana de la DINA, Michael Townley, residente en Chile y casado con una chilena[124], junto con el teniente de Ejército, Armando Fernández Larios, habrían cumplido sólo tareas de apoyo en dicho operativo.

Poco más de un año después, con fecha 6 de octubre de 1975, el exparlamentario del Partido Demócrata Cristiano, Bernardo Leighton Guzmán, y su esposa, Anita Fresno, serían baleados en la Vía Aurelia, Roma, lugar donde residían, salvando ambos con vida pero quedando con secuelas físicas permanentes. Michael Townley, quien fuera enviado a esa misión e hizo las veces de supervisor del ataque, más adelante declararía en el juicio en Italia. Y en 1996 la justicia italiana emitiría una condena para el director de la DINA y el jefe del Departamento Exterior de dicho organismo, de 20 y 18 años de presidio, respectivamente. En ese doble homicidio calificado en grado de frustrado no habría tenido participación Pedro Espinoza, quien en marzo de 1976 venía regresando a Chile desde Brasil para asumir el mayor cargo de importancia que tuvo en la DINA y que

124 A principios de 1974 y por intermedio de quien le arrendaba un departamento, fue que Townley conoció a Pedro Espinoza, quien a su vez lo acercó a la DINA, donde sería contratado como funcionario extranjero.

ocupaba cuando sucedió el atentado criminal que relataremos a continuación.

Sin duda, la operación de inteligencia de mayor impacto político mundial perpetrado por la DINA y que le costaría la vida a Orlando Letelier del Solar y a su secretaria, Ronni Moffitt, ocurrió el día 21 de septiembre de 1976 en Washington D.C.; la justicia norteamericana terminaría, penalmente, adjudicándosela al teniente coronel Pedro Espinoza en calidad de autor intelectual y cursor, mientras que la autoría material del doble crimen le correspondería a Michael Townley. Si bien se suscitaron contratiempos en la concreción de esa operación[125], a partir de la investigación se pudo determinar que, más allá de toda duda razonable, el crimen contaba con el sello distintivo del jefe de la Dirección Operaciones de Inteligencia de la DINA. El FBI pudo acreditar que esa fecha coincidió con el ingreso a los Estados Unidos, unos días antes, de los agentes Townley y Fernández Larios, quienes, coincidentemente y más adelante, terminarían colaborando con la justicia norteamericana en el esclarecimiento del doble crimen y dejando al desnudo, entre otras, las responsabilidades criminales de Pedro Espinoza y Manuel Contreras[126].

Seguramente, este caso represente el peor traspié en toda la carrera de Pedro Espinoza. También es probable que la irrevocable decisión de ejecutar dicha acción criminal provino de Pinochet y Contreras, y fue él quien le dio curso. Si bien el presidente de la Junta de Gobierno protegió a todos sus hombres hasta el final, no accediendo a la petición de extradición por parte de Estados Unidos, al mismo tiempo se vio obligado a pasarlos a retiro, aunque concediéndoles un ascenso a cada uno por el destacado desempeño y cumplimiento del deber en la DINA. Luego, en declaraciones prestadas ante la justicia norteamericana por Michael Townley y Armando Fernández Larios, quedaría establecido cómo Pedro Espinoza habría entregado a ambos agentes el contacto con miembros del

125 Inicialmente, hubo problemas con la obtención de pasaportes falsificados en Paraguay y, además, dos cubanos anticastristas que en primera instancia iban a perpetrar el crimen por asuntos políticos se desistieron y, finalmente, Michael Townley se encargaría de aquello.

126 Según archivos desclasificados de la CIA, el mayor Fernández Larios entregó «valiosa información» sobre el rol de Contreras y Espinoza en el crimen de Letelier a cambio de obtener residencia en los Estados Unidos.

Movimiento Nacionalista Cubano, a fin de coordinar dicho atentado, y cómo, cuando los cubanos a última hora se rehusaron a ejecutar la operación, Espinoza, a fin de asegurar la misión, daría la orden de activar la bomba a Michael Townley, quien la ejecutó con éxito.

Respecto de la red internacional que intentó tejer la DINA se han mencionado lazos con franquistas españoles y neofascistas italianos; entre estos últimos se contaría un tal Stefano Delle Chiaie, quien no sólo habría visitado Chile, sino también se habría hospedado en el domicilio de Pedro Espinoza. El jefe de la Dirección de Operaciones de Inteligencia, en suma, habría implementado acciones de coordinación con agentes de diversas latitudes, lo cual le permitió a la DINA ampliar su radio de acción allende las fronteras nacionales y contar con apoyo local en diversos países.

Pedro Espinoza Bravo, alias «Don Rodrigo», sin duda fue un abnegado, responsable y comprometido funcionario de inteligencia. Un oficial de Ejército que hasta el final mantuvo lealtad para con la DINA y su director.

Postura ante los tribunales por imputaciones por crímenes de lesa humanidad. ¿Qué habría de cierto respecto de lo que algunos autores sostienen en cuanto a que el brigadier Pedro Espinoza Bravo habría sido «uno de los más dispuestos a confesar y reconocer su participación en hechos diversos» cuando, a fines de enero de 2003, se vivía «una fiebre de confesiones entre los oficiales llevados a la justicia por violaciones a los derechos humanos durante la dictadura militar»?

En la causa acerca de episodios acumulados en el proceso Rol N° 2.282-98, donde la mayoría de las diligencias fueron llevadas adelante por el magistrado Alejandro Solís Muñoz, consta que Pedro Espinoza Bravo reconoció que «efectivamente, agentes de la DINA cometieron excesos con los detenidos, tales como torturas, y que su intención era terminar con esos hechos inhumanos que, se decía, ocurrían en los cuarteles de la DINA».

Antes señalamos que en el expediente de causa referida a una ejecución de detenidos en el Regimiento Arica de La Serena, dentro del marco de aquel episodio conocido como la «Caravana de la Muerte», hay registro de que Pedro Espinoza, ante el ministro Juan Guzmán, declaró lo siguiente: «Me di cuenta de que había habido fusilamientos realizados por el grupo militar de general Arellano. Pude ver al grupo militar que había hecho los disparos y eran integrantes de la comitiva del general Arellano». Testimonio que, sin lugar a duda, constituyó un acto de colaboración para con la justicia en calidad de testigo presencial durante la investigación de dicha causa.

Otra fuente sostiene que «Espinoza ya había sostenido severas disputas con otros oficiales de la DINA en los tribunales y había hecho pública el acta de 1978 donde fue presionado por el exfiscal militar, Héctor Orozco, para inculparse el crimen a Letelier».

Por último, en una entrevista concedida al diario *El Mercurio*, publicada con fecha del 2 de octubre de 2005 bajo el título «Estoy de vuelta para limpiar mi nombre», Espinoza intenta convencer al periodista, y por ende a los lectores, de que en realidad no tuvo responsabilidades en los crímenes por los cuales estaba siendo penalmente encausado y por los cuales, más adelante, le serían dictadas penas. En dicha oportunidad sostuvo que en «el cuartel general, en el cual estuve la mayor parte del tiempo, fui asesor de análisis, no de mando... Yo dependía de la estructura orgánica visible, no de la invisible». En sus alegatos de descargo, daría a entender acerca de la existencia de estructuras paralelas en la DINA y que la que él comandaba estaría supeditada a otra de carácter clandestino.

Presentó la teoría de una DINA «visible» y otra «invisible»; y que él figuraba en la «visible», mientras que en la DINA «invisible» se tomaban las decisiones operativas, entre la cuales se contaría el atentado del excanciller Orlando Letelier. Pedro Espinoza reconoció en dicha entrevista su participación en el asesinato de Orlando Letelier, pero la circunscribió a «sólo la entrega en 1976 de pasaportes a Michael Townley y Armando Fernández Larios... ¡Pero, no más que eso!». Cuando el periodista le preguntó: «¿Y no supo del plan Letelier?», él respondió categóricamente: «No supe». Años después, los archivos desclasificados de la CIA, correspondientes al año 1987 acerca de la situación en Chile y la DINA, darían cuenta de una versión muy distinta a la suya en el caso «Letelier-Moffitt».

El brigadier Pedro Espinoza no difirió mucho respecto de los demás miembros del Ejército y ramas de las Fuerzas Armadas que participaron como agentes en la DINA. Él junto con los demás exfuncionarios terminarían confrontándose con acusaciones cruzadas en los careos ante los ministros de las Cortes y, en cierta medida, entregando parcelada información acerca de lo sucedido con los miles de detenidos políticos. La diferencia estriba en que él, acorde al relevante cargo que ocupó dentro de la DINA, manejaba más información de valor procesal-probatorio, de allí la importancia de sus declaraciones y sus silencios. Al igual que otros encausados, negó o minimizó su responsabilidad en crímenes de lesa humanidad, por los cuales se le juzgó y dictó sentencia condenatoria.

La personalidad de Pedro Espinoza Bravo

A diferencia del general (R) Manuel Contreras, el brigadier (R) Pedro Espinoza no fue una persona que se dejara llevar por las pasiones, y menos por aquellas de naturaleza violenta. Habitualmente, se mostró en su diario trajín como un oficial y funcionario de inteligencia racional, comedido, emocionalmente autocontrolado y tolerante frente a la frustración; que se sepa, nunca cayó en exabruptos ni se supo de accesos suyos de ira, como sí acostumbraba su jefe. Tampoco podría sindicárselo como un sujeto vengativo ni particularmente cruel, sino más bien gélidamente impávido ante el sufrimiento de los prisioneros políticos. En el desempeño de sus funciones en la DINA se condujo con esmerado profesionalismo, acorde a una sólida convicción ideológico-militar. Fácticamente, más que crueldad podría decirse que destacó por una impertérrita frialdad. La afectividad asediada por la racionalidad hasta lo infinito. Lo anterior, sumado a su formación en inteligencia militar, incidió en el comportamiento comedido de este oficial de Ejército, habitualmente inmutable ante los horrores que diariamente rodeaban sus actividades en calidad de comandante del cuartel «Villa Grimaldi». Se podría discutir acerca de si aquello se debió, esencialmente, a una característica estructural de personalidad en el área de la afectividad o si dicha frialdad de ánimo fue el resultado de una combinación de factores hereditarios, sumados a una estricta formación profesional de tipo castrense. Al margen de la disquisición anterior, qué duda cabe que su proceder funcionario se cimentó en una férrea convicción ideológico-política y su misión estuvo centrada en contribuir a la derrota total del «enemigo marxista». Junto a Manuel Contreras, ambos con similares objetivos estratégicos, pero con estilos personales diferentes, adscribieron a los mismos propósitos político-militares en aquella guerra librada contra un enemigo al cual se combatía a escala mundial.

Lo anterior no le significó tener que ocuparse personalmente de aplicar torturas ni estar siempre presente en los interrogatorios de prisioneros. Para esto último en el Cuartel «Terranova» había otros encargados de «ensuciarse las manos» con sangre y sufrimiento. Acorde al criterio de división del trabajo, y en atención a su grado militar y competencias expertas en el área de la inteligencia militar, le estaban reservadas las tareas de análisis de la información producto de los interrogatorios, así como del diseño y revisión de las estrategias con sus adecuaciones tácticas, la planificación de operaciones a distintas escalas y la marcha del cuartel bajo su mando, delegando en los subalternos las tareas prácticas y «en terreno». A los grupos operativos les correspondían las misiones de seguimiento, detención, interrogatorio y extracción de información, así como, en algunos casos, el «silenciamiento» y «desaparición» de prisioneros, vale decir, el «trabajo sucio». Cada cual en su puesto acorde al cargo y especialidad: «Pastelero a tus pasteles»[127]. Sin embargo, se conocen testimonios sobre la participación de Espinoza Bravo dirigiendo interrogatorios bajo tortura, en casos de prisioneros importantes con cargos de dirección en la orgánica partidaria.

127 La planta funcionaria de «Villa Grimaldi» empero no estuvo totalmente diferenciada en cuanto a funciones y tareas, ya que hubo oficiales de Ejército que, además del análisis de inteligencia, participaban activamente en la detención e interrogatorio bajo tortura de los prisioneros.

El comandante del Cuartel «Terranova»: Un oficial de inteligencia militar con semblante y trato caballeroso con los prisioneros políticos[128]

El mayor Espinoza mantuvo dos facetas y desarrolló esencialmente dos funciones durante el tiempo que comandó el Cuartel «Villa Grimaldi». Si bien ocasionalmente ofició como observador y direccionador de interrogatorios de prisioneros, principalmente se abocó a las tareas de inteligencia de análisis y el diseño de lineamientos operativos estratégicos. Una vez como encargado de la Dirección de Operaciones de la DINA, sus altas responsabilidades lo mantendrían alejado de los procedimientos de tortura, que son el objeto de este libro. De allí que centraremos el análisis, fundamentalmente, en el período en que dirigió a dicho centro de detención, tristemente célebre, donde se torturó e hizo desaparecer a cientos de detenidos políticos.

En primer lugar, destaca en Pedro Espinoza Bravo el modo de ser analítico-racional que dista de cualquier atisbo de emocionalidad. Ello determina y facilita un férreo autocontrol alejado de todo acto pasional o impulsivo. Se presentaba como una persona comedida, pausada, observadora, prudente, reflexiva y reservada, proyectando una imagen de fría templanza en un estilo nórdico. Impertérrito. Esa forma de presentación ante los demás fue una de las características más sobresalientes que marcaron diferencia con gran parte de la dotación del Cuartel «Terranova» de la DINA, donde la desinhibición pulsional agresiva y sexual marcaba la tónica en las salas de tortura y patios del recinto. Constituyó, por lo demás, una cualidad personal muy valorada en su desempeño profesional al servicio de tareas de inteligencia militar[129]. Este singular rasgo le facilitó, en un particular estilo en apariencia comprensivo, lograr gradualmente aproximarse hacia ciertos prisioneros y prisioneras. Provisto de una semblanza amistosa y pseudopaternal, junto a un trato educado y

---

128 Los registros acerca del comportamiento de quienes formaron parte de la estructura de la DINA, en general, fueron posibles de ser recopilados por los testimonios entregados por los detenidos sobrevivientes, puesto que los códigos de silencio al interior de las instituciones castrenses constituyen la regla.

129 Baste con recordar las labores de inteligencia que Pedro Espinoza desarrolló en la «Caravana de la Muerte» cuando disfrazado, de un pobre marginal, entabló conversaciones mezclado entre la gente.

proceder mesurado, todo ello le otorgó una semblanza de seriedad y confiabilidad frente a detenidos y detenidas. Así pudo ir entablando acercamientos con quienes él intuía posibilidades de ir obteniendo información «acerca del enemigo» y, quizás, posibilidades de reclutamiento para tareas de colaboración. Necesariamente, no forzaba a nadie a una franca traición con su causa u organización; mientras la información entregada aportara en la cruzada de combatir y debilitar al enemigo, podía ser suficiente, además de bienvenida. Y de ser posible el avanzar más allá, mejor aún.

El precarísimo estado de necesidad de los detenidos se presentaba como un terreno fértil en donde implementar tácticas de abordaje que le eran naturalmente propias. También facilitaba esa tarea su semblante de mesurado benefactor, distinto a los salvajes y despiadados torturadores que poblaban el recinto. Una estrategia que transfiguraba el rostro del cancerbero al de un instruido oficial de apariencia comprensiva y amable. La estrategia de este «distinto o diferente» funcionario de la DINA, a veces, culminaba en una suerte de transacción implícitamente pseudopactada o derechamente acordada entre las partes, al modo de trueque. El comandante Espinoza en algunos casos lograba obtener cierto grado de «colaboración» por parte del prisionero, mientras que este último, sin perder su condición de tal, accedía a ciertos privilegios dentro del centro de detención; y, desde su misérrima condición de cautivo, comenzaba a alimentar tenues esperanzas de mejorar su situación a partir de ese acercamiento con nada menos que el comandante del recinto, quien, para su sorpresa, se le mostraba como un sujeto sencillo, juicioso y dialogante. En suma, el comandante de dicha prisión militar se presentaba bajo la semblanza de una persona bienintencionada que, en los hechos, disfrazaba un proceder manipulativo e instrumental, por lo demás, en un contexto en el cual el control absoluto de la situación siempre se encontraba de su lado: «la sartén por el mango». Y así en más, esa interacción de aparentes características paritarias y justas terminaba por transformarse en un instrumento útil para quien gozaba del monopolio del poder. Una vez instalada una suerte de relación negociadora, él se reservaba el momento oportuno para «levantar la apuesta», lanzando una «tentadora» oferta para el detenido: una invitación que iba desde recibir un trato preferencialmente diferente a cambio de «cooperar con el enemigo» hasta derechamente «pasarse a integrar sus filas». El golpe final de esa estrategia se consagraba cuando el prisionero o la prisionera se pasaban al campo contrario y terminaban incorporándose a la Dirección de Inteligencia Nacional[130]. Alternativamente, también podían transarse beneficios durante la permanencia en el recinto por la calidad de la información aportada por el prisionero, vale decir, una suerte de espía infiltrado entre los demás detenidos.

Este marco contextual de corte perverso podía, en ciertos casos, generar confusión en ciertos prisioneros que comenzaban a experimentar ese «acercamiento» como una señal de «franco gesto» por parte del enemigo, quien, en apariencia, genuinamente deseaba prestarle atención para saber acerca de él y sus problemas. Lo anterior, teniendo presente que el prisionero se encontraba fuera de toda posición de fuerza para negociar nada. También podía darse el caso de que un detenido, genuinamente, intentara «*bluffear*» o simular que entraba en una suerte de colaboración con el enemigo, siguiéndole el juego al comandante del cuartel «Terranova» mediante engaños, arriesgando ser descubierto y pagar un alto costo, como ser entregado a los verdugos para «ser ablandado» e incluso terminar «desaparecido».

Desde la óptica de Pedro Espinoza, las entrevistas en su oficina representaban una oportunidad para «tantear» e intentar «pactar» acuerdos con ciertos detenidos y detenidas. En la práctica, a la larga, convertirlos en fuentes de información y colaboración. El escenario al cual él intentaba llevar a ciertos prisioneros ya no correspondía al del interrogatorio en la sala de tortura, sino a un terreno donde la fuerza bruta y violencia del funcionario pasaban a ser reemplazadas por la inteligencia funcional en una suerte de proceso de seducción y manipulación. Una estrategia de exploración de potenciales vías que permitiesen ir extrayendo del prisionero información de valor hasta arribar a una suerte de transacción de carácter utilitario a mediano y largo plazo. La inteligencia racional puesta al servicio de la inteligencia militar. La manipulación bajo ropajes de un acercamiento sincero y comprensivo para con quienes se encontraban en

130 Los casos más connotados fueron los de dos militantes miristas y una socialista que terminaron siendo contratadas a sueldo como funcionarias de la DINA.

una situación de miserable privación absoluta. Un interrogatorio disfrazado de franqueza y amabilidad con apariencia de diálogo entre iguales, tras el cual se ocultaba una intención al servicio de objetivos político-militares. Así, de ese modo poder ir obteniendo información a entrecruzar con la obtenida por las vías del sufrimiento; vale decir, con el fin de ir debilitando y derribando las coartadas aportadas por quienes, en sectores aledaños a las dependencias del comandante del cuartel, resistían mientras yacían sujetos a camastros-parrillas o colgados en el «*pau de arara*», recibiendo todo tipo de tormentos.

Un proceso pausado, meditado y persistente a fin de, pacientemente, ir explorando los puntos débiles donde ir pulsando cuerdas sensibles en el prisionero o la prisionera. Un encuentro privado con atisbos de privilegios para el detenido, acompañado de un diálogo personalizado en el cual éste experimentaba un trato de respeto y deferente por parte del mismísimo comandante del cuartel. Un trato especial con aroma de beneficios que a mediano plazo podría traducirse en un trato diferenciado, por no decir de privilegio respecto del resto de los detenidos.

¿Equivalía aquello a transar el alma con el diablo? En ciertos casos existieron actos de franca traición para con los principios, en donde ciertos prisioneros políticos pasaban a transformarse, derechamente, en agentes colaboradores de la DINA, producto de aquellos «diálogos» con el comandante de «Villa Grimaldi». Empero, se corría el riesgo de una vez «exprimido» también ser «desechado», mediante la ejecución y «desaparición» como destino final o, con mejor suerte, ser trasladado provisoriamente hasta un centro penitenciario público desde donde luego ser liberado o enviado al exilio.

En suma, ¿cuál sería el propósito tras esta estrategia del «comandante Rodrigo». Suponemos que el explorar en ciertos detenidos seleccionados, quienes bajo pésimas condiciones higiénicas, mal alimentados y habiendo pasado por la experiencia de la tortura, y para entonces quizás desesperanzados y bajo tal estado de necesidad, el poder detectar eventuales puntos sensibles y susceptibles de ser presionados, con el fin de ser manipulados o convencidos para ser reclutados como ayudistas o colaboradores infiltrados. Un frío y calculador proceder que, cuidadosamente ejecutado, a la larga también podía generar una suerte de confusión «esperanzadora» en ciertos prisioneros. En tal condición de indefensión y desprotección total, la aproximación de Pedro Espinoza podía ser recibida y experimentada como un gesto de genuino y comprensivo interés y escucha, y aventar peregrinas esperanzas de terminar con el calvario o, al menos, mitigarlo y obtener un alivio transitorio.

Desde la perspectiva del mayor Pedro Espinoza, de algún modo él proponía una transacción, si bien bajo condiciones desiguales, que igualmente venía a constituir una especie de acuerdo entre «negociadores», en el cual ambas partes obtenían algún beneficio o ganancia. Tampoco constituía un franco engaño o fraude, dado que él mantendría lo acordado o pactado a sabiendas de que, si bien aquello era asimétricamente favorable para sí, sin embargo, al ser respetado podía ir generando en el interlocutor una percepción de confianza hasta terminar entendiendo que con el enemigo también era posible entablar «pactos de caballeros o de palabra». Fenomenológicamente, corresponde a un proceder distinto al de carácter manipulativo que, esencialmente, conlleva de forma subrepticia el franco engaño y trampa. Aquí, por el contrario, se «jugaba con los naipes sobre la mesa y a la vista», aunque el reparto de las cartas siempre favorecía a quien las barajaba. Precisamente, este modo de abordar a ciertos prisioneros tornaba al comandante del cuartel «Villa Grimaldi» en un sujeto de mayor cuidado, desde el punto de vista de la seguridad de la organización a la cual pertenecía el detenido «entrevistado». Pedro Espinoza, por lo demás, cumplía su parte del trato y, en consecuencia, se presentaba y actuaba como un hombre de palabra. Es más, si se daba el caso de que el «escogido» o «escogida» mostrara fisuras personales e ideológicas, existían chances de que hasta pudiese «pasarse a las filas del enemigo», asunto que el comandante de «Villa Grimaldi» se encargaba de concretar.

En suma, el mayor Pedro Espinoza percibía y valoraba al «prisionero enemigo» en tanto potencial fuente de insumos útiles para las tareas de rastreo, vigilancia, persecución, desarticulación y destrucción de la organización enemiga. De esa forma, los tradicionales métodos de ejecutar la función del interrogatorio del enemigo prisionero adquiría un valor relativo, importando, en último término, el producto final. Por sobre todo importaba la cantidad y la calidad de la información, y pasaba a segundo plano la forma de obtenerla. En este caso, la información no se extraía bajo coacción sino era entregada *motu proprio* por el prisionero. Esta peculiar forma de visualizar e implementar la tarea de obtención de información del enemigo, además de una lógica y diseño notable, presuponía que el interrogador-torturador era sustituido por un entrevistador que contaba de particulares características, a saber, racionalidad, autocontrol y paciencia, las cuales, en el caso de Pedro Espinoza, se afianzaban en su caracterológica frialdad de ánimo. Nada de enojarse ni impacientarse; había que saber conservar la calma, mostrar paciencia y mantener la concentración a fin de, pacientemente, ir sonsacando y ahondando en la información que fuera aportando el entrevistado para gradualmente irla complementando y enriqueciendo con otras fuentes colaterales. En este tipo de estrategia, la condición de prisionero tampoco cambiaba, vale decir, éste permanecía despersonalizado y cosificado, anulado en su condición de sujeto y simplemente percibido como mera y potencial fuente de información. Mientras tanto, Espinoza se encargaba de ir explorando estrategias y vías que permitiesen abrir canales que proveyeran de mejor manera, en cantidad y calidad, aquello que se deseaba obtener; es decir, valiosa información acerca del enemigo. Para este oficial de Ejército experto en inteligencia militar, la información acerca del enemigo tenía un valor inestimable. Nada se sacaba con masacrar en vida al prisionero en la sala de tortura si ello no aportaba réditos importantes para los objetivos de inteligencia militar.

El binomio torturador-torturado conforma, dinámicamente, un particular modo de interacción entre dos sujetos que, por definición y en esencia, es absolutamente desigual. Y se caracteriza por el sometimiento del segundo al primero con la imposibilidad en ambos de poder reconocerse como iguales o pares. Pero ¿qué proponía el mayor Espinoza a los prisioneros con esta novedosa y particular transacción de marras? Pues que, aun conservando la asimetría del binomio aprehensor-detenido, también era posible someterla a un *aggiornamento*, al modo de una figura pseudoparitaria a partir de la cual se pueden «negociar» espacios de mejora bajo condiciones de detención a cambio de información relevante respecto de la organización política proscrita de la cual se es militante. Así, se desdibuja y disfraza el clásico interrogatorio del prisionero mediante una especie de «entrevista de negociación en ciertos asuntos entre dos enemigos con ideologías contrarias», mediante la cual ambos se comprometen a cumplir con lo pactado en dicha transacción, de manera tal que el prisionero no lo experimenta como un acto de franca delación o traición, dado que él puede «decidir y elegir», ya no bajo presión respecto de «qué decir y qué guardarse», y quedarse con la sensación de que puede selectivamente aportar información menor o secundaria sin necesariamente entregar nombres ni estructuras importantes de la organización política.

Otro aspecto para destacar de este particular tipo de transacción lo constituye el hecho de que, esta vez, el prisionero se siente tratado por su captor como un enemigo respetado en sus principios, al margen de las profundas diferencias ideológicas que los separan. Dos adversarios en una especie de trato en el cual se respetan y cumplen con lo pactado. Empero, en realidad corresponde un «pseudopacto entre caballeros», en el cual quien «mantiene el sartén por el mango» se ocupa de modo manipulativo de ir creando una suerte de ambiente de confianza y distensión, de manera tal que el detenido comienza a «bajar la guardia» ante quien se muestra como un caballero de palabra y con respeto por el otro; muy distinto a aquellos despiadados funcionarios que lo han mantenido por semanas sometido a un bestial trato en la sala de torturas. Lo quiera o no, el detenido arriesga ir forjando una suerte de vínculo entre él y este carcelero diferente. Inconscientemente va «bajando la guardia» frente a un oficial experto en inteligencia que bien conoce cómo sacar provecho de aquello. El prisionero o prisionera, posiblemente terminaría pensando igual que como lo expresa una detenida en «Villa Grimaldi»: «Nunca me imaginaría a Pedro Espinoza torturando, es como si fueran dos personas ...». Este escenario ilustra y corresponde a un contexto relacional asimétrico que genera confusión en quien no tiene el control de la relación y, además, alberga una honda y urgente necesidad de aferrarse a algo o alguien que le provea esperanzas o, al menos, respiros de tranquilidad; y que en su condición de prisionero-torturado se le aminoren sus sentimientos de inseguridad ante un futuro incierto dentro de ese recinto.

Hasta aquí, los rasgos esenciales de la personalidad de Pedro Espinoza Bravo: predominio de la racionalidad, férreo autocontrol emocional y de los afectos, y un pragmatismo de corte funcional-efectista como estilo de vida.

Aquel frío racionalismo distanciado de cualquier atisbo de emocionalidad con la imposibilidad de reconocer al otro, enemigo y enemiga, en tanto persona, sino simplemente como un objeto a neutralizar, manipular o anular. Y a su vez, la capacidad de acercarse a la persona del prisionero a fin de estudiarlo, conocerlo en su modo de razonar y rastrear sus necesidades para poder pulsar sus puntos débiles. Estos dos aspectos de la persona de Pedro Espinoza conformaron a un particular y calculador estratega. Todas facetas suyas que contribuyeron a conformar una particular organización mental desde donde estudiar, analizar, planificar, organizar, desarrollar y, en buenas cuentas, imaginar y diseñar tareas de inteligencia. Operativos tácticos situados dentro de una perspectiva estratégica en un escenario bélico, al modo de una suerte de videojuego o tablero de ajedrez. En consecuencia, tratar simplemente de saber avanzar y posicionar a los peones; de ser necesario, sacrificar a algún alfil o torre para dar el jaque mate; pulsar el botón del joystick las veces que fuese necesario para, una vez ganada la partida o superada la etapa, pasar a la siguiente. Fue así como trasladaba la realidad a una pizarra o pantalla donde los actores de ese contexto bélico, las fuerzas propias y contrarias, amigos y enemigos, esta vez adquirían la categoría de simples «piezas» representadas en un campo virtual, en donde su importancia radicaba en función de los objetivos de inteligencia trazados. Hombres y mujeres identificados como enemigos pasaban a constituirse en simples piezas insertas en un escenario de confrontación donde debían indistintamente ser neutralizadas y destruidas en aquella cruzada contra el Mal. La cosificación y deshumanización del enemigo emergía como una consecuencia lógica y, por tanto, carecía de toda relevancia el «quién» y de «qué manera», solamente importaban los resultados de la misión en función de identificar y destruir el objetivo. Lo anterior tampoco se contraponía con las prácticas de tortura, sino, por el contrario, se complementaban. Destruir estructuras partidarias y capturar enemigos. Obtener de los prisioneros información de utilidad para el desarrollo de estrategias nuevas. Detectar y atacar nuevos objetivos enemigos para destruirlos y capturar más prisioneros, etcétera. Las tareas se concentraban en el análisis de la situación político-militar del país, la fijación y planificación de objetivos tácticos y estratégicos, el diseño de misiones y operativos y su ejecución, y la evaluación de estos últimos para pasar nuevamente al primer estadio.

Ya sabemos que el comandante del cuartel de «Villa Grimaldi» no desechó ninguna forma o camino que pudiese aportar a la obtención de información de alto valor táctico-estratégico militar. Y mientras estuvo bajo su dirección, allí se aplicaron sistemática y permanentemente diversas y perversas formas de tormentos, así como ejecuciones y operativos de desaparición de personas. Pero era otro el escenario que él, personalmente, prefería y lo apasionaba. El trabajo de análisis de inteligencia y planificación estratégica fue la pasión de este oficial de Ejército. El área de inteligencia militar muy por sobre aquellas mecánicas y rutinarias sesiones que se desarrollaban, día y noche, en las salas de torturas de «Villa Grimaldi».

El mayor Espinoza fue más bien un hombre dado a las reuniones de coyuntura política, donde debía analizar y revisar los objetivos tácticos y estratégicos; lineamientos de los cuales derivarían las tareas operativas a fijar. Dejó la ejecución de las acciones a los grupos operativos integrados por soldados, en manos de oficiales de características distintas a las suyas. Él se abocó al análisis de información que diariamente era recolectada a partir de inhumanos interrogatorios de prisioneros y de documentos políticos confiscados en allanamientos a casas clandestinas de seguridad. Posiblemente, debe haber evitado, en lo posible, las salas de torturas, no porque le provocaran rechazo, sino porque consideraba a dicha tarea tan tosca como bruta, una que cualquiera podía realizar y que estaba relegada a los «torturadores». Por el contrario, para él las tareas de inteligencia militar, con su potencial político-estratégico, eran resorte de unos pocos, entre quienes se incluía y destacaba. Seguramente, menospreciaba la mediocridad e ignorancia y, por contraparte, valoraba y guardaba respeto por el ejercicio de razonar y analizar en función de objetivos político-militares. En suma, el análisis científicamente afianzado por sobre el empirismo y la improvisación.

La doctrina personal en su cotidiana e incansable labor en la DINA fue el de un racionalismo despojado de cualesquiera atisbos de sentimiento o consideración para con los prisioneros y prisioneras. Los detenidos y detenidas eran asimilados como piezas de engranaje, insertos en una estructura orgánica política enemiga a la cual había que desarticular y destruir. Los efectos de la tortura los entendía como un efecto colateral inevitable pero necesario, que a larga terminaba prestando utilidad siempre y cuando el direccionamiento del interrogatorio fuera el correcto, y sus frutos, táctica y estratégicamente, bien aplicados. Al prisionero no lo asimilaba ni le brindaba un trato acorde a la condición de persona, sino simplemente en tanto una pieza más dentro de un puzle que debía ser representado, estudiado, caracterizado e inserto dentro del organigrama de la estructura enemiga; sólo allí y entonces adquiría sentido y utilidad la figura de cada prisionero. De acuerdo con ese criterio se determinaba el trato a recibir en los interrogatorios, así como su destino final. Sin duda, para pararse de esa manera ante los prisioneros políticos, había que suspender o, simplemente, carecer de sentimientos y emocionalidad. Ello permitía cosificar al semejante, vale decir, dejar de percibirlo como tal; ya no como un sujeto con toda su humanidad, sino como un mero objeto-enemigo y potencial fuente de información. Cualquier atisbo de sentimentalismo podía comprometer la objetividad en el desarrollo de las tareas de inteligencia.

La obediencia y acatamiento del orden jerárquico cuadraban con y reflejaron, fielmente, su modo de ser obsesivo o anancástico[131] de ser. Pedro Espinoza fue un oficial de inteligencia eminentemente racional, distanciado y desdoblado de los sentimientos y cualesquiera asuntos personales que pudiesen interferir con la objetividad requerida a la hora de analizar y tomar decisiones respecto de la marcha de «la guerra antisubversiva» que libraba contra el enemigo. Un oficial de Ejército profesionalmente apegado al cumplimiento del deber, acorde al cargo y función que ocupaba dentro de la orgánica de la Dirección de Inteligencia Nacional (DINA).

Los rasgos obsesivos o anancásticos de personalidad de Pedro Espinoza estuvieron presentes en su estilo ordenado, estructurado, organizado, prolijo, responsable y ajustado a las normas. Se pudo apreciar la predominancia del raciocinio y apego al orden y ceñimiento al deber, quedando paralelamente relegado a un segundo plano el reconocimiento del enemigo en tanto sujeto, así como cualquier cuestionamiento moral y ético de una orden emitida por

131 En la clasificación psiquiátrica actual de trastornos de la personalidad ambas son expresiones equivalentes y utilizadas indistintamente.

un superior jerárquico[132]. En dicho contexto se produce el fenómeno denominado despersonalización y/o desubjetivación de los prisioneros en tanto sujetos: en palabras sencillas, ese «Otro» clasificado ahora como el «Enemigo» sólo pasaba a figurar en importancia en tanto potencial fuente de información. Estamos frente a un bloqueo de toda sensibilidad o empatía que, a su vez, se acompaña de una férrea racionalidad incompatible con cualquier atisbo de sentimentalismo o consideración para con el Otro[133].

Para él, el deber bien cumplido constituía un desafío y meta diaria, en función de los objetivos estratégicos y tácticos trazados. Los buenos resultados se anteponían a los sacrificios de vidas humanas[134] y a cualquier otro efecto o consecuencia colateral, interpretados como costos inevitables y necesarios para los fines últimos en aquella guerra que se estaba librando contra un enemigo interno infiltrado en el país. Del lado contrario, no existían personas, sino categorías de enemigos según grado y cargo que ocupaban en la orgánica partidaria correspondiente. Y, por ende, del prisionero importaban esencialmente su potencial utilidad y provecho a obtener de él o ella, en función de los objetivos de inteligencia trazados. Todo lo cual nos retrae a lo señalado por la destacada filósofa de origen judío, Hannah Arendt[135], cuando se refirió a la persona del teniente coronel de las SS nazi Adolf Eichmann, en el juicio al que fue sometido en Jerusalén en 1961.

---

132 Además de los rasgos de personalidad, influyó en su actuar como oficial de la DINA el adoctrinamiento político militar y convicciones ideológicas personales.

133 Lo anterior no es excluyente de manifestaciones afectivas en otros ámbitos de la vida como ser el familiar. El ser humano es capaz de disociarse, es decir desdoblarse en una suerte de dos personas distintas. Empero no es ni ha sido objeto de este libro indagar en la vida privada de las personas aquí estudiadas.

134 Por supuesto, en referencia a bajas del enemigo, aunque también se consideraba como fracaso aquellos casos de bajas de dirigentes con cargos importantes en la estructura partidaria sin haber antes podido obtener valiosa información de ellos.

135 La Dra. Paz Rojas Baeza, médico psiquiatra, emitió una interesante opinión en ese sentido respecto del brigadier Pedro Espinoza Bravo. Véase Baeza, P. (2009) *La interminable ausencia. Estudio médico, psicológico y político de la desaparición forzada de personas.* Santiago: LOM ediciones.

¿Qué características destacaron a la persona del excomandante del cuartel «Terranova» y exdirector de Operaciones de Inteligencia de la DINA?

Pues, el absoluto sentido de la obediencia debida ante figuras de autoridad, una dogmática autodisciplina y un ciego acatamiento y observancia de las normas y códigos castrenses institucionales. Ni menosprecio, regocijo o satisfacción por los mutilados cuerpos de los prisioneros y las secuelas personales o de sus familias. Ante todo, primó la indiferencia emocional de la mano de la satisfacción por el deber cumplido.

De otra parte, tampoco se pesquisaron en Pedro Espinoza indicadores de sadismo, sino más bien una desconexión entre los sentimientos y los efectos por las órdenes impartidas por él mismo. Un distanciamiento emocional sin experimentación de pesar ni autocuestionamientos por los daños directos o colaterales causados al «enemigo». Este, así como su entorno sociofamiliar, no pasaban de ser objetivos militares sobre los cuales operar en el escenario de una guerra patriótica que se libraba contra un enemigo infiltrado en territorio nacional.

Pedro Espinoza Bravo aceptó, y en parte asumió, su responsabilidad –nos atreveríamos a afirmar que con tranquilidad y hasta satisfacción en su fuero interno– respecto de las misiones que le fueron ordenadas y cumplió satisfactoriamente. Fue un soldado disciplinado y eficiente, apegado al orden y el cabal cumplimiento de las órdenes que le fueran impartidas, prolijo y riguroso en su desempeño profesional, meticuloso a la hora de ejecutar sus tareas de inteligencia, responsable de las misiones asignadas, etc. Todas las anteriores fueron fiel expresión del tipo de oficial de inteligencia militar que demostró ser en los distintos cargos que ocupó dentro de la DINA.

Los rasgos de personalidad de este oficial de Ejército se superpusieron y, a su vez, potenciaron las características propias de la profesión militar, conformando un modo de ser aplicado al trabajo y sustentado en valores como la eficiencia y obtención de resultados. Un sujeto altamente laborioso y productivo que, en el contexto de una «guerra sucia» llevada en contra de un «enemigo interno», tuvo por resultado una dilatada estela de violaciones de derechos humanos como nunca registrados en los dos siglos de historia del país; y que él consideró como los «costos de una guerra patriótica».

En el caso del coronel Pedro Espinoza Bravo, a nuestro juicio resulta improbable pensar en él algún nivel de autocuestionamiento, dado que, en atención a su formación profesional e ideológica, siempre estuvo plenamente consciente y convencido de que lo obrado fue por el bien de la patria, y que él, llanamente, se abocó a cumplir con abnegación su deber de soldado. Para él la tortura mantuvo validez a partir de su concepción ideológica producto de su formación y especialización en inteligencia militar, y la sustentó, validó e implementó sin autocuestionamientos, dudas o arrepentimiento.

El rol del adoctrinamiento político-militar[136], a nuestro juicio, constituyó en este caso un factor relevante en la función de torturador. Por su parte, los rasgos de personalidad solamente le imprimieron un sello distintivo al modo en que entendió su participación en aquella especie de «cruzada contra los infieles». Sus características de apego al orden, disciplina y obediencia debida, sumadas al frío raciocinio desprovisto de contemplación al momento de cumplir con el deber, lo condicionaron y permitieron distanciarse sin involucrarse emocionalmente al momento de impartir órdenes o participar en la planificación y desarrollo de cruentos crímenes de lesa humanidad.

Si bien, habitualmente, no solía frecuentar los cuartos de tortura, sí ocupó cargos de alta responsabilidad en la DINA. Parafraseando a Hannah Arendt, a él, por tanto, le cupo mayor responsabilidad que a los ejecutores materiales por los crímenes de lesa humanidad cometidos, en atención a los altos cargos que supo ocupar en la DINA, un organismo responsable del diseño, planificación, organización y ejecución de un plan político-militar que significó, entre otros, la tortura, ejecución y desaparición de decenas de miles de personas.

Su caída y el fin de su carrera militar, así como la de su jefe, el coronel Manuel Contreras, se debió probablemente a uno de los pocos sino único error que cometió en toda su brillante carrera. En los preparativos del atentado criminal en contra el excanciller Orlando Letelier, envió a la Embajada de los Estados Unidos en Asunción, Paraguay, a sus agentes Townley y Fernández Larios a fin de obtener

136 Este no fue el único factor ni tampoco justifica las acciones en las cuales los agentes de la DINA incurrieron.

visados oficiales para ellos, haciéndose pasar con identidades falsas y como ciudadanos de ese mediterráneo país. Cometieron el error de confesarle al diplomático norteamericano que en realidad no eran ciudadanos paraguayos y, entonces, ante la negativa de la autoridad consular de hacerse partícipe de dicha irregularidad, fanfarronamente le manifestaron que se lo habían contado por amistad y que no había necesidad de hacerlo, ya que en las semanas entrantes sus pasaportes perfectamente podrían llegar confundidos con otros paraguayos, sin comunicárselo. Este, más adelante con los años, le manifestaría al periodista del diario *El Mercurio*, Mauricio Carvallo: «Entonces, decidí dar las visas, pero tomé copias de las fotografías de los pasaportes y envíe esa información a Washington». Esta última diligencia, aparentemente burocrática y sin relevancia, más adelante le permitiría a la *Federal Bureau of Investigation* (FBI) identificar a los agentes de la DINA Michael Townley y Armando Fernández Larios cuando, bajo las falsas identidades de Juan William Rose y Alejandro Romeral Jara, respectivamente, ingresaron a los Estados Unidos poco antes de la fecha del atentado en el Sheridan Circle. Sus rostros en las fotografías de los pasaportes falsos los delataron. En materias de inteligencia los errores se pagan caro, y en este caso se trató de un hecho que le costó, entre otros, al brigadier (R) Pedro Espinoza Bravo no alcanzar el ansiado y máximo galardón en el escalafón militar.

Pedro Espinoza, en su momento, probablemente fue uno de los funcionarios de la DINA más capacitados y experimentados en el área de su especialidad militar, tarea que asumió con riguroso profesionalismo. En ello se distinguió respecto de otros agentes de la DINA más inclinados a la mera y brutal tarea de detener, interrogar bajo tortura, ejecutar y hacer desaparecer prisioneros[137].

Espinoza Bravo entendió y practicó su especialidad militar como el arte y la ciencia de neutralizar, desarticular y aniquilar, no sólo físicamente, al enemigo marxista; también tenía conocimiento y supo utilizar estrategias psicológicas a fin de provocar desconcierto, confusión y desmoralización en el enemigo. Concebía que toda acción militar debía estar sustentada en una hipótesis de inteligencia

137 El capitán de Ejército Marcelo Moren Brito, de quien existen testimonios de que participaba en sesiones de tortura, suplantó a Pedro Espinoza como comandante del cuartel «Terranova» cuando este ascendió en la DINA.

a partir de un análisis de las características propias del enemigo y de la situación coyuntural político-militar. De allí que resulta plausible especular que Pedro Espinoza Bravo, posiblemente, se habría sentido más a gusto bajo las órdenes de quien vino a suplir a su jefe cuando la DINA fue disuelta; a saber, el general (R) Odlanier Mena, quien le imprimió a la Central Nacional de Inteligencia (CNI) un sello diferente al de su antecesora.

Es ilustrativo lo manifestado en una entrevista a un medio de comunicación por un dirigente del MIR, de nombre político «Jacinto», y nos hace pensar en lo anterior. Éste señaló de modo autocrítico al periodista lo siguiente: «Nosotros no nos dimos cuenta cómo la represión nos fue llevando a una guerra de aparatos, donde teníamos todas las de perder porque éramos más débiles que la CNI. En ese sentido, la CNI fue más hábil que la DINA. La DINA asesinó a nuestros hombres de la manera más brutal, pero la CNI nos liquidó con menos tiros y menos torturas, nos infiltró. Así, cuando caíamos, ya sabían todo. Nos tenían absolutamente chequeados desde meses antes. Sabían de cada una de nuestras relaciones, de nuestras acciones y nos dejaban hacerlas hasta que caían sobre nosotros sin que nos hubiéramos dado cuenta (...) Así fuimos cayendo algunos y otros fueron asesinados fríamente. Eso nos fue destruyendo en un mar de desconfianzas. ¿Por qué unos éramos asesinados y otros quedábamos vivos? Esa fue la mejor tarea de la CNI, destruirnos totalmente por la vía de las desconfianzas»[138].

Posiblemente, Pedro Espinoza compartiría los contenidos de este comentario, puesto que cuando aún se desempeñaba en la DINA, luego del montaje televisivo de la conferencia pública del MIR que él dirigió, manifestó con satisfacción que por fin se «comenzaba a realizar un trabajo de inteligencia en serio» en la DINA.

El destino lo situó en un momento político dado cuando, según fuentes, el general Augusto Pinochet se encontraba obsesionado con la eliminación del excanciller Orlando Letelier y le ordenó a Manuel Contreras dicha misión. Las declaraciones prestadas ante la justicia norteamericana por los exagentes de la DINA Michael Townley y el oficial de Ejército Armando Fernández Larios, dejarían de manifiesto

138 Entrevista del ex militante del MIR Raúl Castro Montanare, nombre político «Jacinto», mencionada por la periodista Nancy Guzmán Jasmen.

a los autores intelectuales y cursores de ese doble crimen, cuyos coletazos terminarían sellando la suerte de la DINA y con ello la ascendente carrera de Pedro Espinoza Bravo.

4.3. Armando Fernández Larios

El excapitán Armando Fernández Larios es un narcotraficante al servicio del FBI.
(Manuel Contreras, prestando declaración ante el ministro Adolfo Bañados)

Para Armando Fernández Larios la ciudad de Washington DC fue escenario de dos hitos fundamentales en su vida. Allí nació, dado que su padre, oficial del Ejército de Chile, por entonces se encontraba en comisión de servicio en los Estados Unidos. En segundo lugar, siendo teniente del Ejército de Chile, participó en el atentado en el Sheridan Circle de dicha ciudad, donde perdió la vida el excanciller chileno Orlando Letelier junto a su secretaria y ciudadana norteamericana Ronni Moffitt; este incidente desencadenaría el fin de su actividad como agente de la Dirección de Inteligencia Nacional y, a la larga, de su vertiginosa carrera militar. Curiosa y coincidentemente, la ciudad que lo vio nacer también marcaría el ocaso de un promisorio presente y futuro castrense. Es más, asentaría un punto de inflexión radical en el derrotero de este exagente de la DINA.

En los inicios de su trayectoria profesional, con apenas 20 años y el grado de subteniente, fue destinado al curso «Combat Arms Orientation» en Fort Gullick, Escuela de las Américas en Panamá. Luego, y a pesar de su relativa corta edad, dentro del acotado tiempo que prestó servicios en la Dirección de Inteligencia Nacional y en el Ejército destacó por su polifuncionalidad, así como por la crueldad que exhibió en misiones que le fueron encomendadas. Fue así como supo concitar la atención –admiración y respeto por parte de unos, y recelo y rechazo por parte de otros– por su connatural y despiadado temple, que le valdría, tempranamente, ser convocado a tareas de persecución, detención, interrogación y eliminación de expersoneros y adherentes del gobierno del derrocado presidente Salvador

Allende. En un reducido lapso de tiempo, este joven oficial militar supo transitar un intenso periplo colmado de temerarias y adrenalínicas acciones que irían dejando tras de sí un sangriento saldo de víctimas. Y en todas ellas también dejaría una impronta personal que fue motivo de atención de parte de algunos de sus superiores. Su presencia lo que menos provocó fue indiferencia. Resultó ser un polifacético militar que, si bien no ejerció únicamente funciones de torturador, también conoció ese oficio y participó en interrogatorios de prisioneros políticos con quienes fue implacablemente despiadado.

Proveniente de la Escuela de Infantería de San Bernardo y con apenas 23 años, destacó por su temeraria y decidida participación en el asalto al Palacio de La Moneda el 11 de septiembre de 1973. Se dijo que, bajo las órdenes del general Javier Palacios, fue uno de los primeros en ingresar al edificio donde ese día se encontraba parapetado el presidente Salvador Allende junto a sus asesores y guardia personal. Su temeraria y a la vez violenta participación, interpretada como arrojo y valentía, le valió un reconocimiento por parte de sus superiores, y de ahí que fuera seleccionado para una secreta misión ordenada por el mismísimo comandante en jefe de la Junta Militar, Augusto Pinochet, y encomendada al general Sergio Arellano Stark. Esa comitiva militar estuvo conformada por un selecto grupo de oficiales, entre los que se contaba el mayor Pedro Espinoza, siendo el teniente Fernández Larios uno de los más jóvenes y con menor experiencia. Sin embargo, el desempeño exhibido en aquella mañana del golpe militar[139] habría bastado para su inclusión en aquella delicada misión. En esta segunda oportunidad, su juventud e inexperiencia tampoco fueron impedimentos para que destacara por la espontánea, inusitada y despiadada violencia que mostró con los prisioneros. El saldo de la fatídica «Caravana de la Muerte» ascendió a 74 presos políticos, quienes fueron sacados desde sus lugares de detención y sin mediar proceso alguno fueron ejecutados a sangre fría. En algunos casos no fue posible recuperar los restos de todos ellos debido al ocultamiento de los cuerpos. Aquellos dos

139 Para formarse una idea del nivel de violencia en dicho asalto al Palacio de La Moneda, los detenidos que sobrevivieron fueron violentamente sacados a golpes y arrojados boca abajo en la calle Morandé. Se dio la orden a un tanque para que les pasara por encima, deteniéndose este justo antes. Ello ilustra el contexto en el cual se destacó el entonces joven teniente Fernández Larios.

operativos militares constituirían las pruebas de fuego que superó este joven teniente y que le valdrían la consideración por parte del coronel Manuel Contreras para su incorporación al entonces naciente organismo de inteligencia que marcaría la vida de ambos. Pasemos a revisar en detalle la participación de Armando Fernández Larios en aquella misión secreta comandada por el general Arellano Stark en el mes de octubre de 1973.

«Caravana de la Muerte»[140]: la iniciación de un joven teniente de Ejército

Cuando yo planteé la posibilidad de entregarlos (a sus familiares) se me dijo que estaban dispersos en la pampa y estaban masacrados. Me lo dijeron oficiales de mi cuartel general, Figueroa, Ravest y otros... Sí, masacrados. Me dijeron que fulano de tal sacaba el corvo e insultaba al prisionero mientras lo traspasaba.

(Coronel Eugenio Rivera Desgroux, excomandante del Regimiento de Infantería N° 15 «Calama», en entrevista a la periodista Patricia Verdugo)

El teniente Armando Fernández Larios, junto con el capitán Marcelo Moren Brito y el teniente coronel Sergio Arredondo González, formó parte de la Agrupación de Combate «Santiago Centro» que el 11 de septiembre de 1973 participó en el copamiento y control del centro de la ciudad capital y el asalto al Palacio de La Moneda. Debido a la decidida y fiera actitud allí demostrada, estos tres oficiales de Ejército serían convocados para una segunda misión. Compartían características personales en común que supieron desplegar desde el primer día de la asonada militar. Lo destacable fue que la distancia que mediaba entre el joven teniente de corta trayectoria en el Ejército respecto de sus superiores no fue ningún obstáculo para ponerse bajo las órdenes del general Arellano Stark en aquella comitiva militar

140 Misión encomendada por Augusto Pinochet al general Arellano Stark, quien partió desde Santiago el 30 de septiembre de 1973 con un grupo operativo, pasando por diez puntos en el sur y siete en el norte. Tuvo por objeto ejecutar a un listado de prisioneros políticos considerados peligrosos para la Junta Militar, enviando, al mismo tiempo, un mensaje de endurecimiento a los altos mandos militares en las regiones del país.

conocida como la «Caravana de la Muerte»; ni tampoco lo sería para ser, más adelante, incorporado al naciente organismo de inteligencia que, en octubre de 1973, comenzó a articularse en el Regimiento «Tejas Verdes» bajo las órdenes del coronel Manuel Contreras. Los tres de marras destacaron por el cruel y despiadado trato con que masacraron a prisioneros.

En una declaración prestada ante un tribunal norteamericano el año 2001 en la causa rol 99-00528, durante el interrogatorio a cargo de la fiscal Nicole Healy, el imputado Armando Fernández Larios, con absoluta tranquilidad, e incluso mostrándose sorprendido ante algunas preguntas, negó no solamente participación en detenciones, interrogatorio y ejecuciones de detenidos, sino que además señaló no haber tenido conocimiento o mantenido cualquier tipo de contacto con detenidos durante la denominada «Caravana de la Muerte». Manifestó no haber recibido entrenamiento en el uso del corvo militar; afirmó que se le daba un uso ornamental a esa arma y nunca haber dado muerte a nadie. «Nunca vi a ningún prisionero». «No maté a nadie». Más adelante, concedió que, después se habría enterado de que, en la ciudad de Copiapó, hubo ejecución de detenidos. No obstante, en dicho juicio en lo criminal fue hallado responsable por «ejecución sumaria, tortura y tratamiento cruel e inhumano de Winston Cabello Bravo, así como delitos de lesa humanidad». Revisemos algunos hechos acaecidos en el curso de esa misión que tempranamente comienzan a ilustrar aspectos acerca de la personalidad del entonces joven teniente Armando Fernández Larios.

Ya en la primera estación de «la Caravana», rumbo hacia el norte del país, en el Regimiento «Arica» de La Serena, el día 16 de octubre de 1973, y mientras el mayor Pedro Espinoza se encontraba conversando con el ayudante del general Arellano, se escucharon unos disparos. Fue entonces cuando el primero salió de la oficina donde se encontraba y pudo observar a los oficiales Arredondo, Moren Brito y Fernández Larios con sus armas en ristre frente a los cuerpos sin vida de un grupo de prisioneros recién ejecutados a sangre fría. Este testimonio, el mismo Pedro Espinoza lo entregaría en una declaración prestada ante un ministro de la Corte de Apelaciones en la causa en la cual se investigaba la muerte de esas quince personas, presuntamente, fusiladas a sangre fría en dicho recinto militar.

Horas más tarde, cuando aún no terminaba la jornada de aquel día, la comitiva comandada por el general Arellano ya se había trasladado hasta el Regimiento de Ingenieros N° 1 «Atacama» de Copiapó, donde Fernández Larios fue partícipe de una nueva ejecución de otros trece presos políticos. Un lugareño, acerca de estos hechos, más adelante narraría: «La primera información que tuvimos fue proporcionada por un soldado. Nos dijo que había pasado una noche muy mala por los gritos horrorosos que había escuchado». Las sospechas que albergaban otros prisioneros en cuanto a que sus compañeros, luego de haber sido sacados de sus celdas, fueron ejecutados a sangre fría y sin contemplación, serían confirmadas por algunos suboficiales. Por su parte, un preso sobreviviente también manifestó: «Nuestros compañeros fueron asesinados. Algunos soldados [del regimiento «Atacama»], al darnos la noticia se mostraban conmovidos y visiblemente acongojados (...) Nos contaron que no habían sido fusilados sino masacrados en vida». Otros suboficiales entregaron testimonios sobre huellas de cuchillos y corvos en los cuerpos de los ejecutados. Un testigo manifestó: «Uno de los detenidos fue asesinado en presencia del comandante del regimiento, el que quedó helado ante la brutalidad de este grupo que acompañaba al general Arellano». Diferentes testigos también relatarían cómo los cuerpos de los ejecutados se encontraban destrozados a causa de heridas cortantes en cara, tórax y abdomen, con exposición de vísceras y huesos, a modo de un ensañamiento a punta de corvo; y que los trece ejecutados y otros tres más fueron arrojados en dos fosas comunes, respectivamente.

Los crudos relatos, por sí solos, ilustran acerca de las características de los homicidios cometidos a sangre fría y de sus ejecutores. Según testimonios de distintos testigos, fue posible constatar que el teniente Fernández Larios junto con el teniente coronel y el capitán de la comitiva habían conformado, de modo «natural y espontáneo», una unidad que ejercía con brutalidad un recurrente maltrato hacia los detenidos, seguido de ajusticiamientos con ensañamiento. En este sentido, no se evidenciaban distancias entre el amateur teniente respecto de aquellos experimentados oficiales del grupo. Los tres marchaban «a la par».

Pero aquello no fue todo lo que le cabría a Fernández Larios en la localidad de Copiapó. También hubo acciones por cuenta propia.

La noche de ese mismo martes de octubre, esta vez por iniciativa personal, le ordenó a un cabo: «Acompáñeme al hospital. Vamos a ir a buscar a ese hijo de puta de Herrera. Hay que meterlo en la lista», haciendo referencia a un detenido no incluido en la lista de los ejecutados. Al llegar al hospital, donde permanecía esa persona internada, el auxiliar paramédico le advirtió a Fernández Larios que la externación del enfermo debía autorizarla el médico de turno, Dr. Berroeta, ante lo cual el joven teniente, airadamente le increpó: «Aquí no manda ningún Dr. Berroeta ni Barreta, aquí mando yo». Cuando fue conducido ante el doctor, éste le advirtió que dado el delicado estado de salud del enfermo no podría llevárselo y le preguntó a Fernández Larios por su nombre, recibiendo como respuesta un: «¡Dígame 'señor oficial', no más!». El médico, no obstante, le reiteró con amabilidad: «Perdone, señor oficial, ya le dije que el detenido no puede levantarse, está muy enfermo. Incluso levantarse puede costarle la vida». Ante lo cual Fernández Larios le increpó: «Mire, doctor, de eso se trata, que se muera este carajo por todo lo que nos querían hacer. Me lo tiene que entregar, si no voy a preocuparme de que usted no trabaje más en este hospital. ¡Usted no sabe quién le está pidiendo a este prisionero!». Sin embargo, ante la persistente negativa del médico, antes de irse le replicó airado al postrado enfermo: «Muy bien. Ya te vamos a venir a buscar *conchetumadre*». Sin embargo, la noche tampoco terminaría ahí para este teniente, todavía insatisfecho con la sangrienta jornada de ese día.

Ofuscado, regresó desde el hospital hasta el regimiento, donde comenzó a revisar la lista de prisioneros de la cárcel. Buscó un «implemento» que siempre llevaba consigo y se dirigió hasta el recinto penitenciario donde permanecían decenas de detenidos políticos. Allí se ensañó con el joven secretario regional del Partido Socialista y profesor de la Universidad Técnica de Atacama, dejándolo moribundo para, luego, comenzar a golpear a los demás detenidos, uno de los cuales resultó muerto con el artefacto que portaba: una bola de hierro con púas sujeta con una cadena a un mango.

Debido a esa iniciativa personal, reñida con el procedimiento militar, sería el propio capitán de la comitiva quien lo increparía, ante lo cual Larios, desafiantemente, le respondería que dependía del general Arrellano y no de él. Comenzaban a aparecer llamativos y sorprendentes aspectos, por decir lo menos, en el modo de comportarse de este particular joven teniente del Ejército.

El 18 de octubre, en la siguiente parada de «la Caravana», se repitió la macabra escena, esta vez en la «Quebrada del Way», en las afueras de la ciudad de Antofagasta, donde catorce cadáveres aparecerían destrozados producto de decenas de heridas de bala y cortes por corvos. Testigos lo describieron como un espectáculo dantesco, entre una mezcla de vísceras, masa cerebral y miembros cercenados. A las 15 horas del día siguiente, el 19 de octubre, fueron sacados otros 26 detenidos, maniatados y con la cabeza ensacada, desde la cárcel de Calama y trasladados hasta un sector, apenas saliendo de esa ciudad, denominado «Topater», donde serían acribillados, pasados por corvo y ocultados sus destrozados cuerpos. Una y otra vez se repetía el mismo patrón de conducta en aquellos tres integrantes de la comitiva, entre quienes destacaba el joven teniente.

Años después, en uno de los careos en la Corte de Apelaciones, el magistrado Juan Guzmán le recordaría al querellado Arellano Stark que ante la «Comisión Rettig» él ya había sindicado a Fernández Larios de haber actuado con «brutalidad y crueldad» con los detenidos durante la comitiva que integró bajo sus órdenes, por el sur y norte del país.

Por su parte, el coronel Eugenio Rivera Desgroux, quien en el año 1973 ocupaba la comandancia del Regimiento de Infantería N° 15 «Calama»[141], en una entrevista con la periodista Patricia Verdugo le hizo un llamativo comentario acerca de Fernández Larios: «...recuerdo que me lo presentaron como un destacado combatiente en el asalto a La Moneda. Me llamó la atención que alguien tan joven integrara el Estado Mayor del general Arellano». Una perspicaz observación de un alto mando del Ejército respecto de un novel oficial que, por sus peculiares características personales y antecedentes en su trayectoria profesional militar, ya comenzaba a atraer la atención de los demás.

La periodista de marras también apuntaría que el oficial Luis Aracena Romo, quien más adelante fuera el segundo comandante del

141 Este coronel de Ejército, debido a su postura crítica frente a hechos provocados durante el paso de la denominada «Caravana de la Muerte», no fue ascendido en el escalafón militar no obstante ocupar el segundo lugar de la lista de los postulantes, ya que fue descendido al undécimo lugar.

regimiento, le habría manifestado que cuando llegó la comitiva del general Arellano «era increíble la prepotencia de todos. Que hasta un subteniente como Fernández Larios no saludara a los superiores. Ni siquiera reconocían grados (...). Tengo algo muy claro: el regimiento se aterró con ellos». Por lo visto el hecho de conformar una comitiva comandada por un general, oficialmente delegado en comisión de representación del comandante en jefe del Ejército y jefe de la Junta Militar de Gobierno, fue un factor que generó un sentimiento de omnipotencia, acompañada de acciones de prepotencia en quienes la integraban, a la vez que de sorpresa y desconfianza en los regimientos en los cuales fueron recibidos.

En Arica, última parada de la comitiva, con fecha del 22 de octubre de 1973, el comandante del Regimiento «Rancagua» y coronel de Ejército le informaría al general Arellano Stark que todo estaba en orden y bajo control; sin embargo, el teniente Fernández le respondió con insolencia que «de todas maneras nos vamos a dar una vueltecita», ante lo cual el superior le hizo ver que era una falta de respeto[142]. A esas alturas, es dable suponer que al novel oficial Fernández Larios, producto de los «excesos» con los prisioneros de las localidades previamente visitadas, se le había abierto un particular y perverso apetito que no tenía intención de dejar de satisfacer, y de allí que para él «dar una vueltecita» por ese regimiento no estaba demás... En una de esas, podría encontrar una oportunidad donde seguir canalizando sus oscuras pulsiones con algún prisionero.

A esas alturas del partido, este joven teniente, sin el menor atisbo de pudor o autocrítica, y desatendiendo el escalafón jerárquico, comenzaba a saltarse las normas castrenses básicas y dejarse llevar por sus pulsiones violentas. Ello denotaba un egocentrismo con evidentes dificultades en la observación y cumplimiento de normas. Un simple subteniente que decidía por sí mismo cómo debía proceder en atención exclusiva a sus bajas pasiones. Este comportamiento bajo otras circunstancias le habría significado una estricta sanción por incumplir una regla básica del código militar. Posiblemente, el

142 Este coronel era nada menos que Odlanier Mena, quien más adelante asumiría la dirección de la Central Nacional de Informaciones, órgano que pasó a sustituir a la disuelta DINA, precisamente producto del «coletazo» político internacional ocasionado por el atentado de Sheridan Circle, Washington D.C.

general Arellano Stark, quien comandaba la comitiva, se encontraría muy concentrado en el éxito de la misión como para estar prestando atención a los exabruptos e indisciplinas del joven Fernández Larios. Sin embargo, años más tarde, el mismísimo y otrora comandante de dicha misión, ante la «Comisión Rettig» se referiría al teniente Armando Fernández Larios acusándolo de haber actuado todo el tiempo con «brutalidad y crueldad», mientras que su abogado defensor e hijo, Sergio Arellano Iturriaga, sindicaría a este último como uno de los «tres criminales que fueron asignados a la comisión de mi padre».

Fue así como aquella travesía, macabramente conocida como la «Caravana de la Muerte» y que había operado en diversas ciudades del sur y norte del país, tuvo como saldo un total de 75 personas ejecutadas, sin antes ser despiadadamente maltratadas y despedazadas a punta de corvo. Y este fue el examen de admisión que le valió los méritos a Armando Fernández Larios para ser convocado e incorporado a las filas de la entonces naciente Dirección de Inteligencia Nacional, DINA.

Precisamente las características personales de aquel joven teniente fueron las que atrajeron la atención del coronel Manuel Contreras Sepúlveda, quien lo pidió luego del regreso de la comitiva del general Arellano Stark a Santiago, siendo inmediatamente trasladado hasta el Regimiento «Tejas Verdes» e incorporado al curso de instrucción de los futuros agentes de la DINA. Allí sería donde este emergente oficial del Ejército encontraría un sitio *ad hoc* donde «dar rienda suelta» a sus perversas potencialidades, iniciando una vertiginosa y ascendente carrera como funcionario de inteligencia militar. Pasemos a revisar algunos aspectos de ese «auspicioso» periodo de su carrera profesional en dicho órgano de inteligencia militar.

Un polifacético y versátil agente de la DINA

Una vez incorporado a la DINA, Armando Fernández Larios se desempeñó en diversas tareas y funciones de inteligencia militar, como misiones de rastreo, detenciones, secuestros, interrogatorios, ejecuciones y desapariciones de presos políticos. Demostró una innata versatilidad, en contraste con la encuadrada especialización en el trabajo de la mayoría de los integrantes de las brigadas y agrupaciones que integraban la DINA. Luego de haber recibido un entrenamiento en interrogatorio de prisioneros bajo tortura en las antiguas cabañas de veraneo en el sector de Santo Domingo, aledaño al Regimiento «Tejas Verdes», a este inquieto, irreverente y ambicioso teniente le serían asignadas diversas misiones a lo largo y ancho del territorio, así como en el extranjero. Las tareas por desarrollar en cada uno de esos lugares se caracterizaron por su diversidad, y justamente este lado polifacético suyo fue lo que resaltó de la personalidad de este funcionario de la DINA. De esta manera, fue conformando un vasto y nutrido currículo en inteligencia militar. Revisemos algunas de las tantas funciones que ocupó y tipos de misiones que supo desarrollar.

De Fernández Larios se supo que mantuvo contacto con gente del exjerarca nazi Paul Schäfer, y hubo testimonios de haber sido visto, en varias ocasiones, en el predio de la Colonia Dignidad, específicamente durante sesiones de torturas de presos políticos. En una declaración del mayor Pedro Espinoza, integrante de la cúpula de la DINA, ante un ministro de la Corte de Apelaciones de Santiago se tomó nota de lo siguiente: «Que, en cierta oportunidad, aproximadamente en agosto de 1974, los alemanes habían detenido a cierta persona en la calle, junto con Armando Fernández Larios (...) y trasladaron al detenido a la 'Colonia'». También hubo información acreditada acerca de que, en los dominios de Paul Schäfer, cerca de la ciudad de Linares, militantes de organizaciones de izquierda eran sometidos a torturas por gente del exjerarca nazi, en presencia y coordinación con agentes de la DINA. Es decir, este joven oficial de Ejército realizaba tareas de rastreo y detención de personas, no estrictamente restringidas a la actual Región Metropolitana y sus alrededores. En este sentido, gozaba de un amplio radio de movimiento.

Hubo una misión bajo su cargo que protagonizó, digna de una película de Hollywood. Consistió en un operativo ejecutado impecablemente desde el prisma de la inteligencia militar y que mostró ciertas facetas y habilidades suyas. Adoptando una identidad falsa, el 4 de octubre de 1974 ingresó a la Penitenciaría de Santiago premunido de una Tarjeta de Identificación de las Fuerzas Armadas (TIFA) con el nombre de otra persona. Exhibió, además, una supuesta orden de un tal coronel Marcelo Rodríguez, asesor militar de los consejos de guerra en los tribunales militares, y le ordenó al alcaide del recinto la entrega de un condenado. También le dijo que podía verificar la orden que traía en un teléfono cuyo número le indicó para, así mediante, consultar a un auditor militar de apellido Leyton o al mismo coronel Rodríguez. El alcaide, después de comprobarlo, le hizo entrega de David Silberman Gurovich, militante del Partido Comunista, ingeniero civil y exgerente general de Cobre Chuqui. De esa manera, pudo sacar al prisionero y trasladarlo hasta un jeep que los esperaba, llevándoselo con destino desconocido. Por cierto, todo lo dicho por Fernández Larios era falso y ninguno de los oficiales que nombró existían. En cuanto al secuestrado, nunca más se supo de su suerte ni paradero. Años después, cuando Fernández Larios ya había obtenido la residencia en los Estados Unidos, fue imputado y procesado por el juez Juan Guzmán por secuestro calificado de Silberman Gurovich. Empero, para entonces ya se encontraba a buen resguardo ante eventuales requerimientos por parte de la justicia chilena. En cuanto al desenvolvimiento de Armando Fernández exhibido en esta acción, que para algunos pudiese no pasar más allá de ser una simple triquiñuela, debe destacarse que para ello se requiere de algo más que astucia y otras cualidades personales, ya que se trataba de sustraer a un reo frente a las narices de una alta autoridad de Gendarmería. Y para ser capaz de desenvolverse con tal soltura y transmitir una tranquila apariencia, mostrando seguridad ante una autoridad acostumbrada a regirse por estrictos protocolos institucionales de alta seguridad, se requiere de un temple frío, así como dotes histriónicas y manipulativas. Y se exige de un férreo autocontrol y un magnífico despliegue escénico: el manejo de la postura corporal y expresión facial, la perfecta gesticulación de las manos y manejo de la mirada, el adecuado tono de la voz, así como fluidez de la dicción, el manejo de los tiempos y la capacidad de improvisación, todo con una perfecta aplicación del libreto de la misión. Una perfecta actuación, merecedora de un premio de la alta academia cinematográfica. Vale decir que esta maniobra constituyó una puesta en escena muy bien lograda, lo cual habla de ciertas cualidades personales de Armando Fernández Larios que no las aprendió en el colegio ni en la Escuela Militar; ni tampoco en la «Escuela de las Américas» o en la Dirección de Inteligencia Nacional. Aquí entraron en acción rasgos innatos de la personalidad de este joven militar: capacidades histriónicas y manipulativas muy convincentes para el público.

Respecto de otras misiones que se le encomendaron en el plano nacional, se cuenta la desaparición de Manuel Sanhueza Mellado, miembro del Comité Central de la Juventudes Comunistas, quien fuera detenido el 10 de julio de 1974 en Arica. Sus restos fueron encontrados en una fosa común en Pisagua en junio de 1990. Nótese cómo Fernández Larios recorría de norte a sur la geografía de Chile.

Como se puede constatar, Fernández Larios no fue un funcionario identificado con un centro de detención en particular. Muy por el contrario, sus tareas en la DINA, que lo trasladaron a diversas latitudes del país, tampoco se circunscribieron al territorio nacional, puesto que sería destinado a diversas misiones fuera de Chile. Fue así como participó en tareas de apoyo en el atentado en la ciudad de Buenos Aires que le costarían la vida al general Carlos Prats y su esposa. Allí habría cumplido funciones en la obtención de visas en Argentina para tres militares encubiertos bajo la fachada de «comerciantes chilenos», en los prolegómenos del operativo que finalmente se perpetraría en el barrio de Palermo de la Capital Federal, pasada la medianoche, el 30 de septiembre 1974. A principios de 1975 habría sido enviado a Lima, Perú, en una operación encubierta con el fin de infiltrar la dirección del Partido Socialista en ese país. Pero, sin duda, la mayor misión fuera del país en la cual participó fue aquel atentado en el año 1976 que le costó la vida al exministro de Relaciones Exteriores Orlando Letelier, junto con su secretaria de nacionalidad estadounidense, Ronni Moffitt. Luego de una primera fallida operación en el consulado de los Estados Unidos en Asunción, donde junto al agente norteamericano de la DINA, Michael Townley, intentaron obtener visados para pasaportes falsos con nacionalidad paraguaya[143], Fernández Larios junto a una agente mujer de la DINA viajaron a los Estados Unidos simulando ser un matrimonio. Allí él vigiló e hizo seguimientos al excanciller de Chile, recabando información acerca

143 Fue fallida porque el cónsul norteamericano, precavidamente, tomó copias de las fotografías de los pasaportes paraguayos falsos de ambos agentes de la DINA y las envió a su país, gestión que permitiría a la policía norteamericana, más adelante, reconocer las verdaderas identidades de Townley y Fernández Larios cuando estos ingresaron, días previos al atentado perpetrado en Sheridan Circle, Washington D.C., portando pasaportes chilenos con nombres falsos.

de sus rutinas con el fin de planificar su asesinato, el cual se coronaría con éxito el 21 de septiembre de 1976. En esta segunda oportunidad, viajó con el agente Townley, quien instaló bajo el automóvil la bomba que explosionaría, quitándoles la vida a sus dos ocupantes. Luego de ese atentado criminal el sino de Armando Fernández Larios, al igual que el de la cúpula de la DINA, comenzaría a ensombrecerse cuando la justicia norteamericana iniciara las investigaciones para esclarecer el mayor atentado criminal hasta entonces cometido en la historia de ese país por agentes extranjeros[144].

Como se puede apreciar, la actividad que desarrolló este joven oficial de Ejército distó de ser rutinaria y monótona comparada con la de muchos de sus compañeros de filas, quienes estaban dedicados exclusivamente a rastrear, ubicar, perseguir, detener y trasladar a enemigos políticos hasta los cuarteles de la DINA, donde serían interrogados en calidad de prisioneros. Aquel estilo dinámico de vida se acomodaba mucho más a su personalidad, entregándole nuevas e intensas vivencias y alejándolo de una existencia rutinaria. La «búsqueda de adrenalina» fue uno de los motores de su agitada vida como agente de la DINA.

En el plano social e institucional, Armando Fernández Larios supo arrimarse a las más encumbradas esferas de poder en la DINA, siendo aceptado nada menos que en el círculo exclusivo de amistades del coronel Manuel Contreras Sepúlveda. En los hechos, para el director de la DINA él nunca fue un agente más. Su comportamiento despiadado con el enemigo contaba con su aprobación, y podríamos suponer que hasta despertó cierta admiración en el director de la DINA. Prueba de todo lo anterior es que acostumbraba a recibirlo en su casa, considerándolo un integrante más de su círculo de confianza, casi como alguien de la familia, una especie de ahijado[145]. Es decir, el teniente Armando Fernández Larios supo estrechar y mantener lazos con el segundo hombre más poderoso de Chile, lo cual sin duda le valió obtener importantes prebendas y consideraciones de las cuales otros oficiales de inteligencia y con mayor antigüedad no gozaban. Gracias

144 Correspondió al mayor atentado criminal perpetrado en los EE.UU. por agentes foráneos, antes del ataque a la Torres Gemelas.

145 Jorgelino Vergara, «el Mocito» del general Manuel Contreras. Entrevista de Tomás Mosciatti, Radio Bío Bío, 10 de julio de 2012.

a ese reconocimiento y confianza por parte del director de la DINA, pasó a ocupar el cargo de segundo a bordo en el tristemente célebre Centro de Exterminio «Simón Bolívar»[146], donde supo moverse a sus anchas, como ya examinaremos más adelante. Todo lo anterior es fiel muestra de un perfil seductor e innata capacidad para «sondear» a las personas y, prontamente, detectar sus puntos susceptibles de ser manipulados en beneficio propio. En suma, se autoconstruyó una imagen cautivadora dentro del mundo castrense, lo que le valió no solamente la admiración de sus pares, sino también seducir y así poder usufructuar del entorno de la DINA, en función de disimulados e indebidos propósitos y, como veremos, satisfacer oscuros apetitos.

Así fue la vertiginosa vida en la Dirección de Inteligencia Nacional del joven teniente Fernández Larios, que le valió ascensos por logros obtenidos, alcanzando hacia el final de su carrera el grado de capitán de Ejército. Destinado a vertiginosas misiones allende las fronteras del país fue cómo su ascendente carrera como agente de inteligencia militar en la DINA llegaría a su fin, junto con las de sus superiores máximos, Manuel Contreras Sepúlveda y Pedro Espinoza Bravo. Y también abrupta, por no decir desconcertante, varios años más tarde devendría el fin definitivo de su carrera militar.

«Águila» que levanta el vuelo

Ante al requerimiento de un tribunal federal de Washington en 1978, por la participación en el crimen de Orlando Letelier y Ronni Moffitt, el general y autoproclamado presidente de la nación, Augusto Pinochet, denegó la extradición de los oficiales de Ejército Manuel Contreras Sepúlveda, Pedro Espinoza Bravo y Armando Fernández Larios, requerida desde los Estados Unidos, y ratificó su férrea decisión de brindar protección a todo miembro de su rama que fuera requerido por un tribunal extranjero[147]. Sin embargo, contra todo pronóstico, una década después, y en un acto de traición para con su institución y compañeros de armas, el mayor Armando Fernández Larios negociaría la protección del gobierno de los Estados Unidos

146 Este cuartel ultra clandestino tuvo por misión la detención, exterminio y desaparición de las cúpulas del Partido Comunista de Chile.

147 Agentes de la DINA perpetraron atentados criminales en Argentina, Italia y los EE.UU.

y su salida hacia ese país a cambio de colaboración con la justicia por el caso del atentado criminal en Washington D.C., dispuesto a entregar información que inculpaba a la alta plana de la ex-Dirección de Inteligencia Nacional, DINA. Fue así como en enero de 1987[148] fue recogido en Brasil por un agente del FBI y luego trasladado hasta la nación norteamericana, donde prestaría declaración ante los tribunales de justicia por la causa del atentado en Washington perpetrado por la DINA. El mismo joven que 14 años antes iniciaba una promisoria carrera militar emulando los pasos de su padre, ahora con el grado de capitán y gozando del reconocimiento de sus pares, subrepticiamente enfilaba la vuelta a su país natal dejando atrás y para siempre la tierra de sus ancestros y un destacado pasado como oficial de Ejército. Con toda la información y evidencias inculpatorias que tenía pensado entregar al juez norteamericano que llevaba la causa por el asesinato de Orlando Letelier y Ronni Moffitt, obviamente nunca más podría regresar a su segunda patria; empero, estaba absolutamente decidido a incurrir en una de las mayores, sino más graves, acciones en que puede un militar incurrir, como es desertar y cometer delación, entregando a sus compañeros de filas a la justicia extranjera. Los valores de fidelidad y lealtad, así como compañerismo y amistad, a esas alturas no representaban más que palabras vacías de contenido para este oficial de Ejército.

En efecto, optó por un arreglo personal que lo beneficiaría doblemente. Por un lado, retornaría a un país donde tendría muchas y nuevas oportunidades en lo personal, y por otra, sin problemas de conciencia, dejaría atrás y para siempre un pasado militar para reemplazarlo por una nueva vida civil. Pero no sólo estaba eligiendo una opción más interesante y atractiva que «seguir marcando el paso cansino y rutinario como oficial de Ejército en tiempos de paz, carente de las emociones que supo experimentar en la época de la DINA». Al mismo tiempo se sacudía de la acechante amenaza que conformaba su prontuario como violador de los derechos humanos, anticipándose de esa manera al cúmulo de juicios que se avecinarían

148 En el año 1978, EE.UU. solicitó la extradición de Fernández Larios, la cual fue denegada por Chile. Cuando en 1993 la justicia chilena dictó sentencias de prisión por el caso Letelier para Manuel Contreras y Pedro Espinoza, Fernández Larios hacía seis años que residía en la ciudad de Miami, EE.UU., y gozaba de protección de dicho país en caso de solicitud de extradición.

y cuyos veredictos no serían otros que terminar el resto de sus días en el Centro Penitenciario «Punta Peuco». Habiendo pactado un acuerdo de amplia colaboración con el Departamento de Justicia norteamericano a cambio de una condonación de la pena[149] por su participación en los crímenes de Sheridan Circle, D.C., además obtendría la residencia en ese país y la promesa de protección frente a cualquier petición de extradición por parte de la justicia chilena. Resolvía todos sus problemas en una sola jugada maestra. Sigilosamente, la había venido urdiendo y negociando, siempre precaviéndose de no levantar alguna sospecha entre sus camaradas. Y cuando todo estuvo pactado, intempestiva e imprevistamente partió hasta Brasil, donde lo esperaban funcionarios del FBI con quienes continuó rumbo hacia Norteamérica. Una perfecta operación de inteligencia, esta vez con fines distintos a los que estaba acostumbrado. Sin derramamiento de sangre, como las tareas habituales en su antiguo aparato de inteligencia

Con la frialdad de ánimo, el natural egocentrismo y calculado pragmatismo que lo caracterizaban, Fernández Larios se sacudía de una sola vez y para siempre sus problemas legales en los Estados Unidos y se alejaba de la acechante amenaza de ser enjuiciado en Chile por innumerables delitos de violación a los derechos humanos que pesaban sobre él. Cambiaba su actual y cansina vida militar, que hacía rato había perdido el vértigo de los tiempos como agente de la DINA, por un porvenir pleno de novedades y nuevas oportunidades en uno de los países más desarrollados del mundo[150]. A empezar todo de nuevo desde cero: una vida novedosa y entretenida que necesitaba.

Nada le costó ni nadie le importó en la decisión tomada de abandonar aquella institución castrense que lo había acogido y formado, brindado protección y condecorado con distinciones. Abandonaba a su «segunda cuna» y al arma cuya cúpula, en su oportunidad, lo

149 Fue condenado a siete años de presidio, cumpliendo efectivamente sólo cinco meses gracias a su colaboración en el caso del asesinato del excanciller Orlando Letelier y de su secretaria, Ronni Moffitt, el resultado de una movida maestra de este exoficial de Ejército.

150 Se dice que en los últimos años había comenzado a beber en exceso, y cuando viajó a Washington por el «Operativo Letelier» ya se había tornado alcohólico. Es probable que el tedio de una vida alejada de las adrenalínicas misiones de inteligencia, una vez pasado a retiro, lo mantuvieran en un estado de aburrimiento crónico.

defendió a muerte de la misma justicia foránea a la cual ahora se entregaba, cometiendo un acto de «alta traición» precisamente a esa patria e institución. De un plumazo se alejaba ahora y para siempre del *alma mater* que lo cobijó y de la cual formó parte, donde, se supone, forjó lazos de amistad y se hizo de colegas que le brindaron camaradería e incluso admiración. Aquella cofradía de pares donde precisamente se había ganado el apodo de «Águila», nada menos que el símbolo del Ejército de Chile[151]. Pero eso no fue todo. También entregaría a los tribunales norteamericanos valiosa y delicada información de inteligencia de la ex-Dirección de Inteligencia Nacional, de la cual fue un destacado agente, además de apreciado contertulio en el privado círculo del mismísimo Manuel Contreras Sepúlveda. Efectivamente, desnudó ante la justicia norteamericana al exdirector de la DINA, quien de alguna manera lo había «apadrinado» y encumbrado, brindándole oportunidades y protección, y acogido en su casa junto a su familia. Un artero golpe entretejido por simultáneas traiciones, producto de una personalista decisión. Importaba sólo él, nada ni nadie más. Una jugada maestra, ejecutada subrepticia y calculadamente, que demostraba una sangre fría y ausencia de cualquier vestigio de apego, arraigo o lealtad; ni siquiera atisbos de gratitud restaban. No hubo en él la más mínima consideración para con los demás ni motivo capaz de detenerlo o siquiera cuestionarse por aquella artera jugada, urdida al mejor «estilo DINA». En suma, una ausencia total de vínculo con el Otro. Quedaba así de manifiesto que la «Casa mater castrense», así como los compañeros de filas que supuestamente habrían significado mucho para él, ahora eran simplemente «borrados de un solo plumazo» de su vida. La Escuela Militar, el Ejército de Chile y la DINA le habían sido de mucho provecho, pero había llegado la hora de «dar vuelta la página» sin más.

La drástica e individualista decisión del «borrón y cuenta nueva» del capitán Armando Fernández Larios constituyó una jugada particularmente llamativa sobre la cual amerita prestar una mayor atención. No corresponde a un estilo de vida simplemente individualista, sino que estamos ante la presencia de un sujeto absolutamente carente de

151 La revista de Anuario Oficial de la Escuela Militar del Libertador Bernardo O'Higgins lleva por nombre *Cien Águilas* y en ella se entrega la nómina de cada promoción de cadetes y sus actividades.

vínculos, fenómeno que se manifiesta en la ausencia de sentimientos de arraigo y lazos de amistad; ausencia de raíces y vínculos. Un estilo de vida bajo el lema de «vivir en función de mí mismo y relacionarme con el Otro, sólo en tanto me retribuya beneficios y ventajas personales». Una carencia de vínculos de amistad y compañerismo, y de cualquier manifestación de afectos. Y, por consiguiente, los actos de lealtad y fidelidad son reemplazados por maniobras egoístas, utilitarias y ventajosas. De allí que dejar atrás toda una vida «de sopetón» no resulte tarea difícil o compleja para el sujeto. Por ende, estamos frente a la imposibilidad de cursar un proceso de duelo, ya se trate de una separación, abandono o distanciamiento con el Otro.

Armando Fernández Larios negoció un acuerdo con el Departamento de Justicia norteamericano declarándose culpable y cómplice del doble crimen de Sheridan Circle. A cambio, se le otorgó la posibilidad de residir y trabajar en los Estados Unidos una vez cumplida la pena bajo el acuerdo de no ser extraditado a Chile en ninguna circunstancia. El juez Barrington Parker le dictó una sentencia de siete años de presidio, pena de la cual cumplió, efectivamente, solo cinco meses. El texto del acuerdo extrajudicial entre Fernández Larios y el gobierno de los Estados Unidos expresaba: «El gobierno acuerda que no intentará deportar al Sr. Fernández desde Estados Unidos a Chile, ni cooperará para su extradición a Chile»[152]. Una jugada maestra. Jaque mate.

Finalmente, se radicó en Miami y no aceptó acogerse al Programa de Protección de Testigos, conservando su nombre verdadero. Actualmente, seguiría viviendo allí, en un acomodado barrio y como un próspero empresario.

La noticia de la deserción del capitán Armando Fernández Larios repercutió en todas las filas del Ejército, provocando ecos de desconcierto que persistieron durante un tiempo en los pasillos y aulas de la Escuela Militar. Su abrupta salida de Chile y la colaboración que prestó a la justicia norteamericana, entregando detallada información de primera mano, fue un durísimo revés para el régimen cívico-militar chileno. Quien se había ganado el reconocimiento y respeto por parte de sus camaradas, de allí el apodo de «Águila», de la noche a la mañana transmutaba al de «Traidor a la Patria». En

152 Desde el año 2005 el gobierno de Chile ha intentado obtener la extradición de Armando Fernández Larios.

efecto, Fernández Larios entregó información reservada de la DINA, dando cuenta de la responsabilidad de, en ese entonces, coronel Manuel Contreras Sepúlveda y del mayor Pedro Espinoza Bravo en la planificación y ejecución del atentado que provocó la muerte del excanciller del presidente Allende y su secretaria norteamericana, Ronni Moffitt. Optó por pactar su libertad con condonación de pena a cambio de la entrega de sus compañeros de armas.

¿Dónde quedó la lealtad de este oficial que provenía de una familia con tradición militar? Simplemente, de un plumazo el capitán Armando Fernández Larios manchaba el legado de su historia familiar y borraba las enseñanzas y formación valórica recibida en la Escuela Militar Bernardo O'Higgins. En un doble acto de deserción y traición, e daba las espaldas al Ejército de Chile, su *alma mater*, al comandante en jefe de dicha arma quien lo había defendido ante el pedido de extradición por parte de la justicia norteamericana, y al exdirector de la DINA, que lo había «apadrinado» como uno de sus preferidos[153]. «El Águila levantaba el vuelo», renegando de un pasado castrense y renunciando a sus genes paternos para dar comienzo a una nueva etapa de su vida. «Borrón y cuenta nueva». Al igual que antes, una vez más primaron sus particulares rasgos de personalidad.

¿Quién fue en realidad Armando Fernández Larios? Aquel que a temprana edad destacó en el asalto al Palacio de La Moneda durante el 11 de septiembre de 1973. Quien hasta el último momento deslumbró al entonces coronel Manuel Contreras. Ese que generó admiración entre sus pares, lo que le valdría una equiparación con la majestuosa ave símbolo de su cuna institucional. Él mismo que ahora cometía un acto de traición a la patria y para con la institución que lo acogió y forjó en los valores del soldado chileno.

153 El general (R) Manuel Contreras, luego de la fuga de Fernández Larios desde Chile, lo llegó a tildar de «narcotraficante del FBI».

La disimulada persona de Armando Fernández Larios

«Estas tres personas, A., M.B. y Fernández Larios me fueron impuestas durante el viaje al norte y los tres consignaban en su trayectoria militar caracteres de brutalidad y crueldad». [...] El interrogado incluso tildó de «psicópata» a Armando Fernández Larios.

(General Sergio Arellano Stark, declarando ante el magistrado Juan Guzmán)

Yo no maté a nadie.

(Armando Fernández Larios declarando ante un tribunal en los Estados Unidos)

Como puede apreciarse, Armando Fernández Larios, quien en el escalafón militar alcanzó el grado de capitán de Ejército, desde el inicio de su incorporación a esa rama de las Fuerzas Armadas supo moverse con notable naturalidad y facilidad en diversos espacios y niveles. Fue capaz de atraer la atención y ganarse la confianza de oficiales superiores con ascendencia en el arma, de quienes obtuvo protección y consideraciones que le permitieron ubicarse en lugares del aparato represivo institucionalizado desde donde dio rienda suelta a oscuras y turbias pasiones. También supo contar con el respaldo del segundo hombre más poderoso del país en ese momento, lo cual le permitió gozar del respeto y, por qué no decir, de cierto cuidado y trato deferente por parte de compañeros de filas con distinto e incluso mayor rango militar que el suyo. En otras palabras, él demostró poseer un don para captar y aprovechar rápida y oportunamente las chances que se le presentaban sin dejarlas pasar y, de esta manera, sacar ventajas, así como también evitarse problemas allí cuando las situaciones lo ameritaban; una notable capacidad de adaptación que le rindió réditos y le valió preeminencia frente a sus pares.

Fernández Larios tempranamente atrajo la atención de los comandantes que lo tuvieron bajo sus órdenes, mediante sus demostraciones de fiereza e impiedad para con los prisioneros políticos y una firme convicción en la ejecución de severas órdenes impartidas allí donde otros se mostraban mesurados o dubitativos. Demostró poseer las cualidades necesarias del soldado bajo un estado de excepción o en guerra, entre las que se cuentan la ciega obediencia ante órdenes impartidas, cualesquiera éstas sean, así como el estricto cumplimiento en las ejecuciones de penas capitales. Jamás le tembló la mano en esto.

Particular y llamativamente, al mismo tiempo fue capaz de trasgredir normas castrenses e incluso faltarles el respeto a ciertos superiores. Es más, con notable habilidad y sutil sentido de la oportunidad pudo darse ciertos «gustos» o licencias de manera de tal de no sufrir amonestaciones o sanciones disciplinarias, de las cuales, a todas luces, era merecedor. Ello habla de una peculiar percepción y sentido de la oportunidad en la dinámica de las relaciones interpersonales en una institución castrense donde ellas están rígidamente reglamentadas y reguladas. También supo captar la atención de la oficialidad de mayor rango con importantes cuotas de poder, aproximándose especialmente a aquellos más «duros», dado que bajo su alero existirían mayores probabilidades desde donde desplegar una mayor violencia con los detenidos, como si ésta fuera una necesidad de desahogo suya por donde canalizar pulsiones de naturaleza violenta y francamente sádicas. Este manejo de las relaciones interpersonales habla de una particular habilidad en la interacción que se sustenta en una amalgama de inteligencia y astucia y notable capacidad de observación, todo lo cual se subsume en una natural y espontánea facilidad para asimilar y manipular tanto a personas como contextos.

Los episodios de la «Caravana de la Muerte» de La Serena, Copiapó y Antofagasta, expuestos en párrafos anteriores, vienen tempranamente a demostrar el nivel del maltrato cruelmente sádico del cual el joven subteniente Fernández Larios era capaz, además de saltarse el escalafón jerárquico e ignorar la cadena de mando con ínfulas narcisistas, con tal de satisfacer sus ominosos apetitos. Esto último pudo graficarse con prístina nitidez en el nivel de violencia que ejerció con los presos políticos. Entre las características personales de este entonces joven teniente se contaron la escasa tolerancia a la frustración, un acentuado egocentrismo y una importante carga de pulsiones particularmente violentas y destructivas. El subteniente Fernández Larios mostró una descomedida capacidad para infligir malos tratos sin límite alguno en contra de personas absolutamente reducidas; actos que se acompañaron de crueldad y desprecio para todo aquel encasillado como «enemigo». Ejerció con soberbia un desmedido abuso de poder para con civiles y prisioneros políticos, respaldado por su condición de militar, la cual prepotentemente hacía valer. Detrás de lo que podría interpretarse como el acto de un soldado que, honestamente y con arrojo, no perseguía otro fin más que «salvar a la patria de un perverso enemigo interno», se ocultaba un perverso afán por saciar pulsiones crueles y violentas[154], una postura carente de cualquier límite moral al servicio de desenfrenadas pulsiones agresivas.

Sin embargo, aquello no fue todo. También mostró conductas violentas que se imbricaban, íntimamente, con un particular modo de percibir al Otro; en este caso, a los presos políticos. Hablamos de un trato mecánico, impersonal y funcionalmente al servicio de oscuros y sórdidos apetitos acompañado de total desconsideración por el otro, en tanto semejante o persona. Es como si estuviera manipulando con objetos allí dispuestos y, en la práctica, sometidos, para «hacer lo que le dieran las ganas». Una despersonalización y cosificación del Otro: el sujeto transformado en objeto. Fernández Larios cosificaba a sus víctimas, negándoles toda condición humana y, por tanto, de iguales.

En el punto anterior cabe hacer un alcance no menor. Cuando se está en posesión de un objeto deseado, el resultado posible de obtener depende de cómo se lo manipule. En el caso de Fernández Larios, estamos ante quien ejerce una acción con alguien a quien trata como objeto o cosa. Aquí entonces existe una desubjetivación o deshumanización del Otro, una negación en tanto semejante a Yo, el castigador. Esto se evidenciaba en la manera en cómo el subteniente Fernández Larios aplicaba las órdenes de ajusticiamiento con los prisioneros, particularmente, en los momentos previos a su ejecución. En esos momentos ocurría algo esencialmente digno en lo cual fijar la atención. Las víctimas no eran fusiladas sin antes recibir un cruento maltrato que ocasionaba horribles sufrimientos de orden físico, psicológico y moral. El ajusticiador, en este caso, no se limitaba a quitarles la vida de una vez sin antes someterlas a un

154 En caso contrario, dichas conductas deberían haber estado presentes en la mayoría o en la totalidad de los soldados, lo cual no ocurrió, y ello también se evidenció en la actitud de soldados que se vieron afectados frente a las ejecuciones de la «Caravana de la Muerte».

martirio mediante groseras descalificaciones verbales y aplicación de cruentos tormentos físicos; a cambio, él recibía de parte de ellas desgarradoras y vívidas manifestaciones de miedo, angustia y dolor seguido de una dilatada agonía hasta que devenía la ejecución final. Más allá del odio político producto de un adoctrinamiento político, es dable también inferir que Fernández Larios debía de experimentar una suerte de goce ante el sufrimiento moral y físico de los prisioneros. Ello explicaría esas escapadas nocturnas cuando, él solo y sin sus compañeros de pelotón, partía a buscarse prisioneros a quienes poder maltratar cruelmente por el simple deseo de darse un «gusto», saltándose todos los protocolos castrenses. Creemos que detrás de dichas acciones existía una imperiosa necesidad de malos tratos y ensañamiento que, a su vez, respondían a apetitos en el orden de lo sádico. Dicho actuar reiterativo, mecanizado, desmedido y fuera del contexto de la misión, emergía desde lo más hondo de la subjetividad de Armando Fernández Larios[155] y no de un protocolo militar. Tras aquello yacía un goce asociado a infligir dolor en el Otro.

En otro plano, totalmente distinto, resulta notable cómo Fernández Larios supo atraer la atención para, a fin de cuentas, terminar ganándose la confianza y simpatía del segundo hombre más poderoso del país. Manuel Contreras no solamente lo escogió y destinó para misiones especiales de la DINA. De alguna manera también lo «apadrinó» e integró a su círculo íntimo, recibiéndolo en su casa y presentándolo a su familia. Y saltándose el escalafón militar y obviando su corta edad, lo nombró segundo comandante del Cuartel «Lautaro» Centro de Exterminio «Simón Bolívar»[156]. Revisemos qué asuntos, entre otros, sucedían en ese siniestro centro de detenidos desaparecidos[157].

El Centro de Exterminio «Simón Bolívar» constituyó uno de los lugares donde el teniente Armando Fernández Larios *a piacere* dio rienda suelta a sus pulsiones más ominosas. La información

155 Como señalamos antes, ese debe haber sido, precisamente, el perfil de Fernández Larios que cautivó al coronel Manuel Contreras que lo incorporarlo a la DINA. Es decir, cumplía el perfil de un torturador.

156 Un cargo de dirección que por antigüedad militar les habría correspondido a muchos otros agentes de las brigadas de la DINA que integraban ese recinto.

157 Todos los detenidos que ingresaban a ese centro de la DINA no sobrevivían ni regresaban para contarlo.

obtenida por el periodista y escritor Javier Rebolledo de parte de un exfuncionario civil de la DINA, a quien llamaremos «Juvenal», supera toda imaginación morbosa en cuanto a cómo funcionaba ese centro ubicado en la comuna de La Reina. A los detenidos allí, luego de ser torturados y ejecutados, se les desfiguraban sus rostros con sopletes a gas y «embalaban» sus cuerpos para, luego, trasladarlos a un recinto militar desde donde, una vez de atados a un riel, se los lanzaba al mar desde un helicóptero. De allí nadie salía vivo. Este joven de origen humilde y «apadrinado» por el director nacional de la DINA, fue contratado en ese organismo de inteligencia para tareas de mantención, aseo y otras labores auxiliares. Trabajaba «puertas adentro» y gozaba de salidas en sus días francos.

Lo que «Juvenal» develó al periodista y escritor acerca de unos sucesos presenciados entre los meses de agosto y septiembre de 1976, corresponden a pasajes extraídos de una película de Tarantino. Narró cómo durante tres noches en el lapso de sólo diez días fue reiteradamente despertado por las visitas imprevistas del teniente Fernández Larios acompañado por otro oficial en tempranas horas de la madrugada. Señaló que al parecer ellos acudían bajo los efectos de alguna sustancia psicoestimulante, dado que se los percibía «desquiciados, vociferando, riéndose a carcajadas, tensos, duros, felices, mirada brillante, respiración entrecortada». En cada visita nocturna y fuera de todo protocolo, procedían a sacar a un detenido de su celda y con sus corvos provocarle, en vida, heridas cortopunzantes en cara, tórax, abdomen y extremidades. Todo esto mientras Juvenal escuchaba desde su dormitorio los gritos desgarradores de la víctima. Es decir, despedazaban vivo a un infeliz mientras los atroces alaridos alcanzaban al angustiado e involuntario testigo. Luego, Fernández Larios se acercaba a su dormitorio y golpeándole la puerta le repetía: «Mira, Juvenal, quiero que dejes esto soplado de limpio. Limpio, limpio. ¿Estamos claros?». Al salir el interpelado de su pieza, comprobaba cómo las manos de los tenientes se encontraban todas ensangrentadas. Mientras ellos se iban al sector de los baños a lavarse, él se dirigía al casino a buscar los artículos de aseo. Describió al periodista con espeluznante detalle respecto del cuerpo de uno de los ejecutados que le tocó mover: «El joven... ahí tirado. Lleno de tajos profundos a la altura del estómago. Las vísceras salidas desde el interior... desparramadas a un lado de su cuerpo. Totalmente muerto». Un escenario macabramente real. Luego debía ayudar a trasladar el cadáver hasta el casino para dejarlo allí y con una escoba encauzar mejor el trayecto de la sangre, y con un paño, agachado sobre los adoquines, dejar todo «impecable». Esa experiencia recuerda haberla vivido en tres oportunidades. Aquí queda de manifiesto un lado perverso de Fernández Larios que él acostumbraba a satisfacer regularmente de la manera descrita. El mantener a su disposición a personas reducidas para la satisfacción de sus apetitos sádicos es probable que lo haya calculado cuando, aprovechándose de su ascendencia sobre el coronel Manuel Contreras, obtuvo la asignación de la segunda jefatura de ese Centro de Exterminio de la DINA. Como toda persona, a lo largo de su carrera profesional fue accediendo a cargos que anhelaba. En este caso, motivado por una inclinación perversa muy particular, consiguió un cargo en un lugar del cual la mayoría de las personas rechazaría.

Este conjunto de características apuntadas hasta aquí distinguió al teniente Fernández Larios antes y durante su desempeño en la Dirección de Inteligencia Nacional. Tratándose de operativos novedosos y desafiantes donde fluyera la adrenalina, el joven Armando Fernández Larios se mostraba siempre dispuesto a tomar parte. La versatilidad que demostró para asumir y cumplir cabalmente muy distintas y riesgosas tareas también le valieron reconocimientos de parte de sus superiores. Y la experimentación de novedosas y adrenalínicas sensaciones fue otra de sus facetas. La monotonía, probablemente, lo fastidiaba, y ello, probablemente, fue uno de los varios motivos para «cerrar» la etapa de Chile y marcharse en busca de nuevas aventuras.

Otro aspecto notable del teniente Fernández Larios fue cómo tempranamente supo manipular y seducir a los demás, incluyendo al propio director de la DINA. En este punto cabe hacer un alcance no menor. Debe tenerse en cuenta que esa habilidad la pudo desplegar en un contexto de inteligencia militar donde resulta de por sí difícil, por no decir prácticamente imposible. Sin embargo, una vez que se había «echado al bolsillo» al mismísimo director de la DINA, pudo darse el gusto de repasar a detenidos vivos con el corvo para luego dejarlos tirados en el suelo y con las vísceras al aire; y luego, una vez calmados aquellos apetitos morbosos, ir a enjuagarse las manos para, ya más tranquilo, compartir un trago con su compañero en el casino del «Cuartel Simón Bolívar», al igual que cualquier funcionario público, una vez cumplida su jornada laboral.

Cuando el, ya por entonces, capitán Armando Fernández Larios ya tenía decidido «abandonar el barco» y fugarse a los Estados Unidos, no tuvo pudor, empacho, ni remordimiento. Tampoco lo hubo al entregar información confidencial acerca de la DINA a la justicia de la nación más poderosa del mundo con todo lo que aquello acarrearía para quienes le habían brindado un trato privilegiado en la DINA. Fernández Larios entregó valiosa información acerca de la estructura y funcionamiento, así como de la participación de militares y las acciones que ese órgano desarrolló durante el periodo 73-76. Los filtró por motivos estrictamente personales, rompiendo el pacto institucional de encubrimiento. Bajo ningún punto de vista ello tuvo que ver con una suerte de arrepentimiento o autocrítica personal ni por decisión personal de colaborar con el esclarecimiento de delitos de lesa humanidad a fin de que se hiciera justicia. Ese tema no le interesaba ni inquietaba. Había tranquilidad de conciencia de parte suya. Simplemente necesitaba negociar su propio bienestar en la nueva etapa que se le abría en los Estados Unidos y dando definitivamente por cerrado su pasado de funcionario de la DINA.

Los conceptos de lealtad y fidelidad no se contabilizaban en los códigos de conducta del capitán Armando Fernández Larios. Atendiendo a su particular modo de ser, como ya indicáramos, en cuanto a su afición por las experiencias adrenalínicas, probablemente debió haber sido presa de un tremendo tedio con la cansina y rutinaria vida de oficial de Ejército que en el último tiempo llevaba en Chile. Por su parte, los acontecimientos políticos de los ochenta comenzaban a anunciar que se avecinaban cambios en el país y que el régimen de facto conducido por Augusto Pinochet comenzaba a tambalearse, producto de crecientes turbulencias sociales y políticas en aquella década. Se acumulaban denuncias en contra de funcionarios de las Fuerzas Armadas y del Orden imputados por crímenes de lesa humanidad. Había llegado el momento para Armando Fernández Larios de dar vuelta la página y anticiparse a los enjuiciamientos que, tarde o temprano, llegarían. Cualesquiera hayan sido sus motivos, en ese momento pensó solamente en sí mismo y su futuro inmediato.

¿Y cómo le fue en su nueva vida?

Según fuentes consultadas, Armando Fernández Larios hoy en día mantendría un acomodado pasar en Miami, en un balneario donde arrienda una lujosa vivienda, además de ser propietario de un departamento en un sector exclusivo. La justicia chilena, por su parte, ha insistido al gobierno de los Estados Unidos en el requerimiento de su extradición para que sea juzgado en Chile por causas en las cuales figura en calidad de imputado, empero existe el acuerdo pactado entre él y el Departamento de Estado que lo libra de ser extraditado y lo mantiene a salvo de la ley chilena. Hasta ahora solamente habría obtenido una condena en un tribunal civil de ese país que lo obligó a pagar una indemnización de cuatro millones de dólares, luego de dictaminarse que era «responsable legal» en una causa por asesinato, torturas, crueldad física y mental y crímenes contra la humanidad en territorio chileno.

Lo más destacable en Armando Fernández Larios son los rasgos de orden psicopático[158] de su personalidad. Estos, en el estudio de su vida aparecen materializados en la notable capacidad con la cual era capaz de seducir y manipular a las personas, incluido el mismísimo director de la DINA. También se constata la ausencia de escrúpulos, pudor, culpa o arrepentimiento por su accionar; frialdad de ánimo alternada con una afectividad superflua; ausencia de emocionalidad, preocupación o compasión para con los demás, especialmente con quienes consideraba sus enemigos.

Su comportamiento antisocial, así como una carencia de empatía, lealtad y fidelidad; aprovechamiento y utilización de los demás, ausencia de control conductual y permanente necesidad de estimulación, constituyen todos elementos clínicos constitutivos de una personalidad psicopática.

Por lo visto el general Arellano Stark, en su apreciación acerca de este joven oficial, no se equivocó; no así Clare Montgomery, la abogada de Pinochet en Londres, cuando aseveró: «Las torturas

158 Sin ser un experto en salud mental, el general Sergio Arellano Stark no marró su apreciación ante el juez Guzmán respecto de la persona de Armando Fernández Larios.

realizadas bajo el régimen de Pinochet pueden considerarse actos oficiales, porque no fueron ejercidas por sadismo».

Este tipo de sujetos, por lo general, tampoco es capaz de experimentar un proceso de duelo al dar término y dejar atrás factores o elementos relevantes en la vida de las personas. En ellos, la partida, alejamiento o término de vínculo equivale, simplemente, a un hacer «borrón y cuenta nueva». Por contraparte, la situación de ser ellos mismos abandonados tampoco debe interpretarse como una pérdida, simbólica o psicológicamente hablando. Podrían interpretarlo o vivenciarlo, en ciertos casos, como la pérdida de una oportunidad y también generarles frustración a veces seguido de accesos de ira ante la imposibilidad retener «algo[159] interesante» con vistas a satisfacer deseos del momento. El Otro, en consecuencia, pasa a constituirse en un mero objeto de goce, en tanto potencial fuente de exploración, manipulación y expoliación. Nada más que eso.

También figuraron en Fernández Larios rasgos infrecuentes de observar en la práctica clínica de la salud mental. Nos referimos a la pulsión de infligir sufrimiento en el Otro como estrategia de goce. Los rasgos sádicos de personalidad, en este caso, fueron posibles de expresarse y materializarse favorecidos por el contexto político por el cual se atravesaba en esos años, donde se abrieron espacios y oportunidades que permitieron que Fernández Larios pudiera desplegar ese lado de su personalidad con nítida claridad gracias a condiciones de absoluta indefensión de parte de las víctimas e impunidad de parte de los victimarios. El goce experimentado por el sufrimiento físico y moral ajeno expresado en toda su dimensión. Escenas dignas del marqués de Sade que vienen a quitarles sustento a los dichos emitidos por Clare Montgomery, abogada de Pinochet, mientras él permaneció retenido en Londres por un tribunal inglés.

La personalidad de este capitán de Ejército estuvo conformada por rasgos psicopáticos y sádicos. Los centros de detención clandestinos con sus salas de torturas y las adrenalínicas misiones dentro y fuera del país, conformaron el escenario donde supo dar rienda suelta a sus pulsiones más recónditas.

---

159 Utilizamos el sustantivo «algo» en vez de «alguien», puesto que para este tipo sujetos los demás constituimos objetos de sus deseos.

Epílogo

Ya supimos que la tortura o aplicación de tormentos no es patrimonio exclusivo de nuestra especie, aunque el *homo sapiens* figura como el único espécimen animal capaz de aplicarla de modo sistemático con sus semejantes y, a veces, disfrutar de aquello. Tampoco todos los seres humanos, ni siquiera en su mayoría, se encuentran aptos para ejercerla, y para su instauración sistemática deben converger factores sociales, políticos e ideológicos particulares en la sociedad.

El *leitmotiv* de la tortura, históricamente, se ha centrado en la obtención de información o una confesión de parte del detenido o prisionero. De allí que el conservar al torturado con vida resulta crucial e imprescindible. Este fenómeno social, político y criminal puede darse de modo circunstancial o desarrollarse a gran escala; vale decir, constituir una práctica aislada en sectores acotados de la población o sociedad, o también adquirir un estatuto de política de Estado. En este segundo caso, por regla se omitirá su reconocimiento de parte de los gobernantes de turno y, muy por el contrario, su práctica será oficialmente «desmentida» y mantenida alejada de la vista de la ciudadanía. Este último escenario fue el que rodeó a los torturadores aquí examinados, todos oficiales de Ejército en servicio activo y agentes de un organismo de inteligencia militar que operó en centros clandestinos o bajo la fachada de simples centros de detención. El escenario se situó en una época en la cual el país se encontraba bajo un régimen de facto que había accedido al poder por la fuerza de las armas, conculcándose los derechos civiles, y uno de cuyos objetivos esenciales, en un primer momento, fue la toma del control militar total sobre el territorio nacional.

En el desarrollo de la lectura introductoria resaltamos cómo ciertos factores de orden filogenético, sociales y políticos pueden contribuir a condicionar y direccionar la conducta humana en un sentido lesivo para con los semejantes. También destacamos cómo cierto tipo de capacitaciones técnicas y psicológicas, junto con el adoctrinamiento ideológico en determinados contextos geopolíticos, han antecedido y allanado el camino para la instauración de la tortura como política de Estado, de manera tal que dicha práctica pasa entonces a formar parte del acontecer cotidiano, aunque disimulada y negada frente a la opinión pública. Todos los anteriores fueron factores que estuvieron presentes en la sociedad chilena en el periodo 1973-1990, particularmente en sus instituciones castrenses y policiales.

Sin embargo, las precondicionantes de marras no alcanzan para explicar por qué sólo *ciertos integrantes* de los cuerpos armados terminan siendo convocados e incorporados a las brigadas de torturadores y, por el contrario, no ocurre con la mayor parte del contingente castrense y policial, el cual se abocó a otras funciones, como ser la vigilancia y el control social. En los hechos, de la totalidad del contingente de las Fuerzas Armadas y del Orden, un acotado y selecto contingente fue incorporado a los aparatos represivos de inteligencia militar, cuidadosamente seleccionado a partir de características personales específicas y *ad hoc* para dichas funciones.

Cuando la cuestión se centra en las características individuales que se deben poseer para desempeñar la función de torturador, son las ciencias de la salud mental las que pueden entregar una opinión fundamentada y pormenorizada acerca de dicho fenómeno selectivo.

Sabemos que cada sujeto constituye un ser único e irrepetible y con particulares características personales que permiten distinguirlo de sus semejantes, y que la organización psíquica, conceptualizada como la personalidad del sujeto, es la responsable, entre otras, de las opciones que todos tomamos en la vida. En consecuencia, resulta de utilidad preguntarse acerca de cuáles rasgos de la personalidad humana pudiesen estar asociados o asociarse al perfil del torturador, o potencial candidato, para ejercer como tal.

A fin de aproximar una respuesta a estas interrogantes fue que revisamos las historias[160] de vida profesional de tres oficiales de Ejército que integraron la Dirección de Inteligencia Nacional (DINA), organismo en el cual la tortura fue institucionalizada y una práctica habitual y cotidiana, que alcanzó indicadores estadísticos y testimoniales hasta entonces inéditos en nuestra realidad. Examinamos sus carreras profesionales en la Dirección de Inteligencia Nacional, deteniéndonos en los particulares modos de presentarse y desenvolverse de cada uno; vale decir, analizamos no solamente las características del desempeño en sus funciones y tareas orgánicas, sino también el modo de relacionarse en general, con el propósito de inferir particulares rasgos de la personalidad en cada uno que fueran compatibles con la función de torturador. Este ejercicio de examen fenomenológico nos permitió aproximarnos a los particulares modos de vivenciar y conducirse en este particular ámbito laboral o «profesional», pudiendo determinar y fijar ciertos rasgos caracterológicos en cada uno: «La conducta nos habla de la persona».

Así, de esa manera, fueron estudiadas las trayectorias profesionales de tres oficiales del Ejército de Chile en su desempeño como funcionarios de un órgano de inteligencia militar en el cual la práctica de la tortura fue una institución. Se examinaron y analizaron las características de la persona de cada uno, resultando caracterológicamente retratados de un modo particular, lo cual equivale a las respectivas identidades de sí mismo o tipo de personalidad; aquel particular modo de ser que a uno lo distingue como único e irrepetible. Y el resultado fueron tres modos de ser distintos y, en este caso, compatibles y asociados a la función de la tortura. Pasemos a revisar los resultados y conclusiones del estudio.

Manuel Contreras Sepúlveda: director de la DINA

El coronel Manuel Contreras, comandante del Regimiento Tejas verdes fue una persona de grandes ambiciones, un hombre de esfuerzo,

---

160 Para ese estudio se escogió a tres oficiales de Ejército y agentes de la DINA que compartían el hecho de estar entre los, históricamente, primeros imputados por un tribunal de justicia (en este caso, norteamericano) desde la existencia de dicho órgano de inteligencia.

ceñido al trabajo; portador de una inteligencia por sobre la media, un profesional excelentemente preparado, ideológicamente fanático y con una vida escindida en dos. Un sujeto de doble faz.

En el ámbito familiar y social, una persona, y en su trabajo, otra muy distinta. De una parte, interpretando al tradicional jefe y padre de familia: patriarcal, protector, paternalista, machista, omnipotente y omnisapiente. En el ámbito laboral, un director de inteligencia militar estricto, ambicioso, arrogante y autoritario; inflexible con sus subordinados y despiadado con los prisioneros. De ínfulas mesiánicas, visualizándose a sí mismo en una especie de cruzada épica a la cual estaba llamado por el destino y la patria, para liderar una suerte de gesta histórica en contra del enemigo, pagano y ateo.

Siempre rodeado de sus «selectos» y «favoritos», con quienes mantenía una relación al estilo de «Padrino de Palermo». Ceñido a un estricto código de lealtad. Generoso dueño de casa para con sus amigos e invitados, no escatimando en atenciones. Ascensos de grado para sus subalternos preferidos, leales y destacados. Y castigos ejemplares (incluido el ajusticiamiento) para los ineptos y traidores.

Una vida escindida y compartimentalizada, al tenor de su especialidad militar en inteligencia. De una parte, compartiendo distendidamente en íntimas reuniones con la familia, amigos, colegas y selectos civiles. Y de otra, en tenebrosos subterráneos en cruentos interrogatorios de codiciados dirigentes de organizaciones subversivas y permanente persecución tras prófugos enemigos, para quienes reservaba inimaginables suertes.

En la DINA gozó de un poder inconmensurable con, prácticamente, total autonomía de gestión y decisión. Encarnó el rol de director con fuerte liderazgo y sin atisbos de dubitación ni piedad. Allí era Dios y dispuso sobre la vida y muerte de las personas. Poseído por un odio ideológico, era capaz de lo peor para con detenidos y detenidas. Un torturador feroz. En otro ámbito, un obsesivo espía y vigilante de las vidas privadas de sus adversarios, pero también de cercanos. Para cualquiera que se le representase como un estorbo o amenaza, la fórmula fue la misma: «sacarlo del camino», no importando la forma.

Un oficial experimentado y de dilatada formación y trayectoria en inteligencia militar. Autosuficiente y sabiondo, y por lo mismo, a veces incómodo frente a ciertos protocolos castrenses. Sin la obligación de rendir cuentas a nadie más que a su «mentor», el comandante en jefe Augusto Pinochet Ugarte. A este último le guardó lealtad hasta donde pudo. Supo entender del valor de esa virtud, pero también de sus límites; una vez abandonado a su suerte por su «padrino», también fue capaz de «mostrarle los dientes y sacar las garras».

Soberbia y fanatismo ideológico. Exceso de confianza y ambición, y ceguera por odio. Esta fue la amalgama que lo precipitó a incurrir en el error más caro de su vida, arruinando una carrera de inteligencia militar prácticamente impecable. No supo medir los riesgos, obviando el significado del derecho de soberanía de las naciones y menospreciando nada menos que las potencialidades de la nación más poderosa sobre la Tierra. Él mismo se disparó en el pie. Nunca supo reconocer errores propios. Y debido a esa excesiva soberbia, cuando entonces se vio totalmente desconcertado ante la noticia de deserción y traición de su preferido y «regalón», no pudo más que comentar con sorna: «El excapitán Armando Fernández Larios es un narcotraficante al servicio del FBI», a fin de no reconocer la manipulación de la cual torpemente fue objeto durante un tiempo por aquel joven y, aparentemente, fiel oficial.

La personalidad de Manuel Contreras concuerda con características del tipo de personalidad narcisista, obsesivo o anancástico y fanático, y como telón de fondo, antisocial y sádico.

Pedro Espinoza Bravo: jefe de operaciones de la DINA

Este brigadier de Ejército se acerca bastante al modelo del abnegado y anónimo soldado de la patria[161]. Se trata de un oficial de vastos conocimientos y capacidades en el campo de la inteligencia militar. Como funcionario, mostraba un bajo perfil: reservado, comedido, disciplinado, responsable y aplicado. Estrictamente apegado a los códigos militares. Un adicto al deber y el trabajo. Siempre de buena disposición para las tareas y misiones asignadas. Destacó por el alto nivel de responsabilidad, rigurosidad y prolijidad en sus cometidos. De trato caballeroso y formal. Educado, pulcro y razonable.

Por contraparte, dueño de una notable capacidad para escindir los afectos de la conciencia moral. Impertérrito frente a escenas de

161 En atención a los valores exaltados desde la doctrina militar.

crueldad y sufrimiento de parte de terceros para con los prisioneros. De una impactante capacidad para ignorar la deplorable condición humana de los detenidos esparcidos a su alrededor por doquier. Capaz de abocarse, ciento por ciento, de modo flemático y pausado a sus labores cotidianas como si estuviera en la oficina de una repartición pública de cualquier ministerio y no en un cuartel en medio de ensordecedores alaridos de detenidos y detenidas. Inmutable frente a la atmósfera reinante en el recinto de «Villa Grimaldi», lugar tristemente célebre por las atrocidades que a diario se cometieron con prisioneros y prisioneras. En suma, una notable aptitud para desdoblarse y escindirse frente al horror y las miserias humanas, lo cual habla de la facultad de bloquear o suspender herméticamente todo atisbo de humanidad, de tal manera de poder gestionar con eficiencia una empresa que, día tras día, mantenía funcionando una cadena de montaje en la cual se atenaceaban las almas y cuerpos desnudos y reducidos de hombres y mujeres.

Pedro Espinoza se distinguió como un funcionario de inteligencia militar eficiente, organizado y, hasta nos atreveríamos a decir, con cuotas de humildad. A pesar de su brillante trayectoria y peso dentro de la DINA, nunca acostumbró a ufanarse de sus méritos y logros, salvo contadísimas excepciones, y siempre de modo comedido. Recatado y bien dispuesto a las labores. Junto con su exjefe, el general Manuel Contreras, pasó a ser de los primeros altos oficiales de Ejército condenados por crímenes de lesa humanidad, asunto que supo entonces asumir con dignidad y la templada compostura que lo ha caracterizado.

Los rasgos de la personalidad de Pedro Espinoza Bravo se condensan, esencialmente, en los de tipo obsesivo o anancástico y con frialdad de ánimo.

Armando Fernández Larios: destacado agente de la DINA

Desde un principio, este novel militar destacó por un llamativo y excéntrico comportamiento que mostró a lo largo de su corta e intensiva carrera en la DINA. Hacia el final de sus días en suelo chileno, cuando optó por desertar y huir hacia los Estados Unidos, ostentaba el grado de capitán de Ejército. «Un balde de agua fría» que probablemente tomó por sorpresa desde el Estado Mayor hasta la oficialidad con la cual se relacionó y compartió, y todos quienes lo conocieron; vale decir, quienes lo admiraban o habían admirado y hasta, quizás, estimado. Sin duda fue un singular y destacado, por no decir atípico y peculiar, militar, quien ya con apenas el grado de subteniente supo destacar en las primeras misiones a las cuales fue destinado. Siempre logrando captar la atención con diversas y encontradas apreciaciones de parte de los oficiales que lo tuvieron bajo sus órdenes.

Se trata de un joven que, probablemente, por tradición familiar ingresó a la Escuela Militar Bernardo O'Higgins. Su padre fue oficial del Ejército de Chile. Desconocemos bajo qué circunstancias y cómo, tempranamente y a pesar de su corta experiencia, pasó a integrar el grupo de asalto que en la mañana del 11 de septiembre de 1973 tomó el control del Palacio de La Moneda. Un joven, por entonces, intrépido y audaz subteniente que, por sobre todas las cosas, gustaba de exhibirse y destacar frente a sus superiores con el fin de ser considerado para ulteriores misiones de alta tensión, lo cual, efectivamente, obtenía. Fue un novel militar que resaltó por su proactividad y empuje, mostrándose siempre dispuesto a tomar parte en acciones que exigieran determinación, carácter y compromiso, todo lo cual le valió destacar y obtener lo que ansiaba: experiencias adrenalínicas. Por contrapartida, aborreció la vida rutinaria del acuartelado. Lo destacable de este soldado es que, atendiendo la corta edad, los rasgos de su persona ya estaban nítidamente configurados.

A pesar de la juventud e incipiente experiencia castrense, consiguió atraer la atención debido a su peculiar modo de ser. Desde un principio destacó por su fiereza, así como también por su desfachatez e irreverencia. Esto último fue pasado por alto y perdonado por sus superiores durante el periplo de la «Caravana de la Muerte». El innato sentido de la oportunidad le indicaba hacia cuáles oficiales arrimarse y quiénes podrían terminar «prestándole ropa» para así obtener los réditos que perseguía. El exhibirse con una ferocidad inusitada, dando rienda suelta a bajos instintos que anidaban en lo profundo de su persona, puso de manifiesto facetas crueles, sanguinarias y despiadadas de sí, lo cual tempranamente le valdría ser convocado a la DINA por el mismísimo director de aquel organismo de inteligencia.

No debe haber cabido en su gozo cuando aquello sucedió. Estaba cumpliendo, probablemente, uno de sus mayores anhelados sueños. Ese emblemático e infausto organismo de seguridad representaba para él el ámbito perfecto donde desplegar a sus anchas las más oscuras pasiones que disimulaba. Por tanto, un destino soñado.

Demostró ser un sujeto egocéntrico y frío de ánimo, pero siempre participativo y proactivo en aquellas misiones colmadas de alta energía y derramamiento de sangre. Destacó por su arrojo, fiereza e iniciativa en operativos de intensa acción y alto riesgo, como si con ello persiguiera insuflar recónditos espacios de su inquieto espíritu y sosegar morbosas apetencias, a flor de piel, apenas detectables cuando se requería disimularlas. Terminó mostrando una imperturbable impiedad y cruel ferocidad con los prisioneros, incurriendo en muchas ocasiones, innecesariamente, en actos de franca connotación sádica. Su conducta traslucía un imperioso e insaciable apetito de infligir brutal daño en los cuerpos de los detenidos. Jamás hubo atisbos de incomodidad o arrepentimiento por lo obrado. Nótese que tampoco le importó el nivel ni magnitud del sufrimiento infligido a las víctimas, sino más bien se trataba de acciones egodireccionadas: más que el dolor ocasionado, importaba en qué medida el resultado de la agresión saciaba apetitos perversos. Y así fue como también presentó dificultades para ceñirse a los protocolos de detención, excediéndose, innecesaria, desmedida e impiadosamente, con detenidos y prisioneros. Existen suficientes testimonios acerca de su gélido y sanguinario estilo de proceder, sin atisbo alguno de emocionalidad o autocuestionamiento. Una verdadera máquina de despedazar y dar muerte a personas reducidas e indefensas. En este sentido, congenió con el director de la DINA y mentor suyo.

En otro plano, supo arrimarse a las altas esferas de poder donde instalarse y, desde allí, gozar de un cerco de protección, además de otros privilegios. Así, de ese modo, fue convirtiéndose en un agente intocable en la DINA. Su mayor logro, sin duda, fue captar la atención y simpatías del segundo hombre, en ese momento, más poderoso del país. Fue capaz de ganarse la gracia y confianza del coronel Manuel Contreras Sepúlveda. En él encontró a una especie de mentor y «padrino». De esa manera se aseguró de que nadie osara cuestionarlo, sino, por el contrario, más bien mantenerse a prudente distancia suya, permitiéndole «ser él mismo». Con la habilidad del arte de la manipulación que manejaba a la perfección, supo seducir al director de la temida DINA, quien por su parte lo acogió en su círculo íntimo, un selecto grupo que gozaba de privilegios por contar con la protección del comandante del organismo más temido en Chile. Este vínculo al estilo padrino-ahijado le sirvió de «credencial» para transitar libremente por los espacios de la DINA adonde lo guiaran sus apetitos perversos. Con la venia del coronel Contreras obtuvo «carta blanca» para darse el gusto que quisiese con los «prisioneros sin retorno» del Cuartel «Simón Bolívar»[162], y fue así como dispuso de ellos a voluntad.

Empero, una de las facetas esenciales de su personalidad, que hasta entonces había pasado inadvertida o disimulada, vino a aflorar cuando decidió traicionar e incriminar ante la justicia norteamericana a la persona que lo había acogido como a un hijo. Ante los tribunales de ese país describiría con lujo y detalles la injerencia que le cupo a la DINA en el operativo criminal de Washington DC, puesto que él mismo fue uno de los agentes que tuvo directa participación en aquello.

Fue así como, entonces, terminó clavándole un puñal en la espalda a la institución en la cual se había formado como oficial de Ejército y sido acogido como integrante de la «Familia militar». De manera brutal, dejaba de manifiesto una total ausencia de valores. La lealtad y gratitud no pasaban de ser meras palabras vacías de contenido. Al contrario, mostró una absoluta falta de arraigo, sentido de pertenencia y fidelidad; carencia total de vínculos y compromiso con sus compañeros de filas. Un vacío de identidad y ausencia de referentes de significación personal. Asomaban en su persona rasgos de individualismo, egoísmo y desapego elevados a su máxima expresión. Quedaba de manifiesto un perfil de personalidad frío y egocéntrico con total indiferencia y desconsideración para con los demás. Lo que, institucionalmente, vendría a constituir un acto de traición con su *alma mater* castrense, para él, llanamente, representó una inmejorable oportunidad en su vida.

Armando Fernández Larios, de esa manera, dejó en claro que toda una época compartida con compañeros de arma había sido,

162 De dicho recinto se suponía que nadie salía con vida: constituyó un centro de exterminio.

simplemente, una experiencia más en su vida que comenzaba a aburrirlo y estaba interponiéndose en sus aspiraciones y planes personales. Las relaciones de camaradería no significaron nada ni dejaron impronta alguna en su ser. Simplemente conformaron parte de un historial de transacciones de carácter utilitario para sí. Este capitán de Ejército, por conveniencia personal, ahora se sacudía de su presente y pasado reciente. «Borrón y cuenta nueva, y a empezar de nuevo desde cero». Próximo destino: Estados Unidos de América. Una interesante aventura lo esperaba.

¿Qué demostraba todo aquello de este intrépido y despiadado joven subteniente y ahora fogueado oficial? Pues bien, las peculiares características de su persona hasta entonces disimuladas ante los demás. Destacaba una total ausencia de vínculo y afecto con quienes supo compartir múltiples experiencias desde que pisó el suelo de la tierra de sus ancestros paternos. Ahora, simple y llanamente, partía dejando tras de sí a un pasado cargado de emocionantes aventuras e intensas experiencias, todas para su provecho personal; recuerdos de momentos en los cuales supo seducir, manipular y engañar a quien se le cruzó por el camino o él escogió, obteniendo variados réditos en cada caso.

Con su innata intuición y sentido de oportunidad, supo visualizar e interpretar correctamente el momento político. Comenzaban a asomar en el horizonte nubarrones que anunciaban una tormenta de juicios en causas por delitos de lesa humanidad que lloverían encima. Y el tedio de la vida del oficial de Ejército acuartelado lo abrumaba. Atrás había quedado el vértigo de la «Caravana de la Muerte» y misiones en la DINA. Ahora había que zafar de los tribunales de justicia chilenos y para ello nada mejor que contactar a la CIA y colaborar con los tribunales estadounidenses. Y, por supuesto, sondear nuevos horizontes donde experimentar nuevas emociones y zafar de la rutina.

Armando Fernández Larios demostró manejar con maestría el arte de la seducción y de la manipulación. Supo darse maña, egoístamente, a fin de satisfacer oscuros apetitos, aprovechando cada margen de oportunidad en beneficio propio.

La personalidad de Armando Fernández Larios corresponde al tipo psicopático, acompañado de rasgos de sadismo.

Referencias bibliográficas

1. El torturador: ¿nace o se hace?

Así se torturó en Chile (1973-1990): Relatos del Informe Valech. Editorial La Copa Rota, Primera Edición, noviembre de 2018.

Ovejero, José: *Libro del descenso a los infiernos.* Edición de José Ovejero, Primera edición, 2009.

Verdugo, Patricia (editora): *De la Tortura no se habla,* Catalonia Ltda., 2004.

Verri, Pietro: *Observaciones sobre la Tortura* (1777). Traducción, prólogo y notas, Manuel de Rivacoba y Rivacoba, Ediciones Depalma, Buenos Aires, 1977.

1.1. Agresividad y violencia: dos conceptos diferentes

Butler, Judith: *Marcos de Guerra: Las vidas lloradas.* Editorial Paidós SAICF, Buenos Aires, Argentina, 2010.

De Guzmán, Jaime: *Los misterios de la Inquisición.* El libro español, México D.F., 1962.

Demaret, Albert: *Etología y Psiquiatría,* Editorial Herder, Biblioteca de Psicología, Barcelona, 1983.

Fromm, Erich: *Anatomía de la destructividad humana,* Siglo XXI Editores S.A., vigésima edición en español, 2006.

Huertas, David; López-Ibor Aliño, y Crespo, Hervás, María D: *Neurobiología de la Agresividad Humana,* Ars Médica, Psiquiatría Editores S.L., Barcelona, España, 2005.

Lolas, Fernando: *Agresividad y violencia,* Editorial Losada, Buenos Aires, 1991.

Lorenz, Konrad: *Sobre la Agresión: El pretendido mal,* Siglo XXI Editores S.A., vigésima segunda edición en español, 2005.

Sanmartín, José: *La mente de los violentos,* Editorial Ariel S.A., segunda edición, 2002.

Sanmartín, José: *La violencia y sus claves,* Editorial Ariel S.A., quinta edición, 2006.

Sanzoni, Luigi: *La Inquisición,* Grupo editorial, G. R. M., S.L., Barcelona, 2007.

«Protocolo de Estambul: Pautas Internacionales para la Investigación y Documentación de la Tortura. Evidencia de la Tortura Psicológica», Una Guía Práctica del Protocolo de Estambul - para Psicólogos, 2004. International Rehabilitation Council for Torture Victims.

1.2. La «banalidad del mal»

ARENDT, HANNAH: *Eichmann en Jerusalén*, Editorial Lumen S.A., tercera edición, 2008.

ARENDT, HANNAH: *Sobre la violencia*, Alianza Editorial S.A., Madrid, Segunda reimpresión, 2008.

BERNESTEIN, RICHARD K.: *El mal radical: Una indagación filosófica*, Ediciones Lilmod, Colección Estudios y Reflexiones, Buenos Aires, 2004.

CORNBLIT, OSCAR: «Violencia, genocidio y terrorismo», Fondo de Cultura Económica S.A., Buenos Aires, 2001.

ENGEL, DAVID: *El Holocausto: El Tercer Reich y los judíos*, Ediciones Nueva Visión SAIC, Tucumán, Argentina, 2006.

KEKES, JOHN: *Las raíces del Mal*, Editorial El Ateneo, Buenos Aires, primera edición, 2006.

LEVI, PRIMO. *Si esto es un hombre* Grupo Editorial 62, S.L.U., primera edición en Península, 2014.

______________. *La Tregua*, Editorial Paidós SAICF, sello Ariel, Buenos Aires, Argentina, 2015.

______________. *Los hundidos y los salvados*, Editorial Paidós SAICF, sello Ariel, Buenos Aires, Argentina, 2015.

VALDÉS, HERNÁN: *Tejas Verdes: diario de un campo de concentración*. Aguilar Chilena de Ediciones S.A., 2012.

1.3. Condicionantes institucionales de los malos tratos y la tortura

BUTLER, JUDITH: *Marcos de Guerra: Las vidas lloradas*, Editorial Paidós SAICF, Buenos Aires, Argentina, 2010.

GAETE, CATALINA: *Vuestros nombres valientes soldados. La brecha en derechos y privilegios que separa a civiles de militares*, Ediciones Radio Universidad de Chile, 2014.

HUGGINS, M.; HARITOS-FATOURUS, M. Y ZIMBARDO, P. G. (2002): *Violence worker: police torturers and murderers reconstruct brazilian atrocities*. Berkeley: University of California Press.

MILGRAM, STANLEY: *Obedience to Authority*, Printer & Martin Ltd. 2010.

ZIMBARDO, PHILIP: *El Efecto Lucifer. El porqué de la maldad*, Editorial Paidós Ibérica S.A., Barcelona.

2. La tortura en Chile

2.1. Antecedentes históricos de la tortura en Chile

Así se torturó en Chile (1973-1990). Relatos del Informe Valech. Editorial La Copa Rota, Primera Edición, noviembre de 2018.

Rebolledo, Javier: *El despertar de los cuervos: Tejas Verdes, el origen del exterminio en Chile,* Ceibo ediciones, Santiago de Chile, primera edición, agosto 2013.

Rebolledo, Javier: *El costo del silencio.* Editorial Planeta Chilena S.A. 2019.

Rodríguez M., Claudio: *Carrascal, boca abajo,* Colección de narrativas contemporáneas, Das Kapital Ediciones, noviembre, 2016.

Verdugo A., Patricia (editora): *De la tortura no se habla,* Catalonia Ltda., segunda edición, 2005.

2.2. El contexto latinoamericano de la Guerra Fría del siglo XX

Así se torturó en Chile (1973-1990): Relatos del Informe Valech. Editorial La Copa Rota, Primera Edición, noviembre de 2018.

Bauman, Zygmunt: *Daños colaterales, Desigualdades sociales en la era global.* Fondo de Cultura Económica de España, S.L., 2011.

Butler, Judith: *Marcos de Guerra: Las vidas lloradas,* Editorial Paidós SAICF, Buenos Aires, Argentina, 2010.

Camarasa, Jorge: *El Verdugo: Astiz, un soldado del terrorismo de Estado.* Grupo Editorial Planeta S.A.I.C., primera edición, 2009.

Del Nogal Tomé, Miguel: *Guerra psicológica,* Editorial Grupo 5, Madrid, 2015.

Fanon, Frantz: *Los Condenados de la Tierra,* Prefacio de Jean-Paul Sartre, Fondo de Cultura Económica, Tercera edición en español, segunda reimpresión, 2007.

Feierstein, Daniel: *Seis estudios sobre genocidio. Análisis de las relaciones sociales: otredad, exclusión y exterminio.* Editorial Universitaria de Buenos Aires, Sociedad de economía mixta, junio de 2007.

Gaete, Catalina: «*Vuestros nombres valientes soldados*». *La brecha en derechos y privilegios que separa a civiles de militares.* Ediciones Radio Universidad de Chile, 2014.

Gavet, Andre: *El Arte de Mandar. Principios de mando: Para el uso de los oficiales de todos los grados.* Séptima Edición, 1992. Biblioteca Militar. Comandancia en Jefe del Ejército. Departamento Comunicacional.

Gill, Lesley: *Escuela de las Américas. Entrenamiento militar, violencia política e impunidad en las Américas.* LOM ediciones, Santiago de Chile, 2005.

Guzmán Jasmen, Nancy: *Ingrid Olderock: La mujer de los perros.* Ceibo Ediciones, Santiago de Chile, primera edición, 2014.

Ordenanza General del Ejército de Chile, Ministerio de Defensa Nacional, Ejército de Chile, Comando en Jefe, 2006.

Ramírez Necochea, Hernán: *Las Fuerzas Armadas y la Política en Chile*, Cultura SEP, Casa de Chile en México, 1984.

Verbistky, Horacio: *El vuelo: Una forma cristiana de muerte. Confesiones de un oficial de la Armada*, Editorial Sudamericana S.A., Buenos Aires, 2006.

2.3. Las Fuerzas Armadas chilenas y la «Guerra Fría»

Así se torturó en Chile (1973-1990): Relatos del Informe Valech. Editorial La Copa Rota, Primera Edición, noviembre de 2018.

Baradit, Jorge: *La Dictadura. Historia secreta de Chile*, Penguin Random House Grupo Editorial S.A., Primera edición, septiembre de 2018.

Basso, Carlos: *Chile Top Secret: El submundo clandestino de la CIA, la KGB, la DINA y los nazis*, Penguin Random House Grupo Editorial S.A. Santiago, Chile, 2017.

Corvalán Márquez, Luis: *La secreta obscenidad de la historia del Chile contemporáneo: Lo que dicen los documentos norteamericanos y otras fuentes documentales.* Ceibo Ediciones, 1ª edición, diciembre 2012.

Guzmán Jasmen, Nancy: *Romo: Confesiones de un torturador*, Editorial Planeta S. A., Santiago, Chile, primera edición, 2000.

Kornbluh, Peter: *Pinochet, los archivos secretos*, Editorial Crítica, Barcelona, 2004.

Opaso, Cristián: *Frei, Allende y la mano de la CIA*, Editorial Ornitorrinco, Santiago.

Ordenanza General del Ejército de Chile, Ministerio de Defensa Nacional, Ejército de Chile, Comando en jefe, 2006.

Rebolledo, Javier: *El despertar de los cuervos: Tejas Verdes, el origen del exterminio en Chile*, Ceibo ediciones, Santiago de Chile, primera edición, agosto 2013.

Salazar, Manuel: *Las letras del horror. Tomo I: La DINA*, LOM ediciones, cuarta reimpresión, 2013.

Tapia Valdés, Jorge: *Estrategocracia: El gobierno de los generales.* Las Ediciones del Ornitorrinco, Santiago, Chile, 1986.

Vera Quiroz, Andrés: *Tortura, clandestinidad y dictadura.* Escaparate Ediciones, Concepción, 2011.

3. La organización de la tortura

3.1. «Tejas Verdes»: cuna de la DINA

«Así se torturó en Chile (1973 – 1990)». Relatos del Informe Valech. Editorial La Copa Rota, Primera Edición, noviembre de 2018.

Guzmán Jasmen, Nancy: *Ingrid Olderock: La mujer de los perros*, Ceibo Ediciones, Santiago de Chile, primera edición, 2014.

Hevia, Evelyn y Sthehle, Jan (editores): *Colonia Dignidad: Verdad, justicia y memoria.* Asociación por la Memoria y los Derechos Humanos Colonia Dignidad. Ediciones y publicaciones El Buen Aire S.A., segunda edición, diciembre de 2005.

Peña, Juan Cristóbal: *Manuel Contreras, El Mamo. Por un camino de sombras* en *Los malos,* de Leila Guerreiro (Editora), Ediciones Universidad Diego Portales, 2015.

Rebolledo, Javier: *El despertar de los cuervos: el destino final de los detenidos desaparecidos.* Ceibo ediciones, Santiago de Chile, primera edición, 2013.

Salazar, Gabriel: *Villa Grimaldi (Cuartel Terranova),* Volumen I. Historia, testimonio, reflexión. Ediciones LOM, Primera edición, 2013.

Salazar, Manuel: Contreras: *Historia de un intocable,* Uqbar Editores, Santiago, Chile, 2014.

Salazar, Manuel: *Las letras del horror. Tomo I: La DINA,* LOM ediciones, cuarta reimpresión, 2013.

Sánchez Terraza, Luis Alberto: *A la sombra de Tejas Verdes: memorias de un sobreviviente,* Ediciones Akhileus, primera edición, Santiago, Chile, 2014.

Valdés, Hernán: *Tejas verdes: diario de un campo de concentración,* Aguilar Chilena de Ediciones S.A., 2012.

4. Explorando en la mente de tres agentes de la DINA

4.1. Manuel Contreras Sepúlveda

Así se torturó en Chile (1973-1990). Relatos del Informe Valech. Editorial La Copa Rota, Primera Edición, noviembre de 2018.

Baradit, Jorge: *La Dictadura. Historia secreta de Chile.* Penguin Random House Grupo Editorial S.A., Primera edición, septiembre de 2018.

Bonnefoy M., Pascale: *Cazar al cazador: Detectives tras criminales de lesa humanidad.* Penguin Random House. Grupo Editorial S.A., Santiago de Chile, 2018.

Carvallo, Mauricio: *Hora de cierre. Civiles y militares en dictadura y democracia,* LOM ediciones, primera edición, 2016.

De Leigh, Gabriela García: *Leigh: El General republicano. La versión jamás contada.* Ediciones GLG E.I.R.L., Primera edición, diciembre 2017.

Escalante, Jorge; Guzmán, Nancy; Rebolledo, Javier y Vega, Pedro: *Los Crímenes que estremecieron a Chile,* Ceibo Ediciones, Santiago de Chile, septiembre de 2013.

Guerriero, Leila (Ed.): *Los Malos,* Capítulo 1: «Manuel Contreras, "El Mamo": Por un camino de sombras» por Juan Cristóbal Peña, Ediciones Diego Portales, Santiago, 2010.

Hevia, Evelyn y Sthehle, Jan (editores): *Colonia Dignidad: Verdad, justicia y memoria*, Asociación por la Memoria y los Derechos Humanos Colonia Dignidad. Ediciones y publicaciones El Buen Aire S.A., segunda edición, diciembre de 2005.

Lazzara, Michael J.: *Luz Arce: después del infierno*, Editorial Cuarto Propio, Santiago, 2008.

Matus, Alejandra: *Doña Lucía: la biografía no autorizada*, Ediciones B Chile S.A., 2013.

Ovejero, José: *Libro del descenso a los infiernos*, Edición de José Ovejero, 451.zip, Primera edición, 2009.

Peña, Juan Cristóbal: «Manuel Contreras, «El Mamo». Por un camino de sombras» en *Los malos*, de Leila Guerriero (editora), Ediciones Universidad Diego Portales, 2015.

Rebolledo, Javier: *El despertar de los cuervos: el destino final de los detenidos desaparecidos*. Ceibo ediciones, Santiago de Chile, primera edición, 2013.

Rojas Baeza, Paz: *La interminable ausencia: Estudio médico, psicológico y político de la desaparición forzada de personas*. LOM ediciones, primera edición, 2009.

Salazar, Manuel: *Las letras del horror. Tomo I: La DINA*, LOM ediciones, cuarta reimpresión, 2013.

Salazar, Manuel: *Contreras: Historia de un intocable*, Uqbar Editores, Santiago, Chile, 2014.

Salinas, Luis A.: *The London Clinic*, LOM ediciones, marzo de 1999,

Sánchez Terraza, Luis Alberto: *A la sombra de Tejas Verdes: memorias de un sobreviviente*, Ediciones Akhileus, primera edición, Santiago, Chile, 2014.

Valdés, Hernán: *Tejas Verdes: diario de un campo de concentración*, Aguilar Chilena de Ediciones S.A., 2012.

4.2. Pedro Espinoza Bravo

Basso, Carlos: *Chile Top Secret: El submundo clandestino de la CIA, la KGB, la DINA y los nazis*, Penguin Random House Grupo Editorial S.A. Santiago, Chile, 2017.

Bonnefoy M., Pascale: *Cazar al cazador: Detectives tras criminales de lesa humanidad*, Penguin Random House, Grupo Editorial S.A., Santiago de Chile, 2018.

Carvallo, Mauricio: *Hora del cierre. Civiles y militares en dictadura y democracia*. LOM ediciones, Primera edición, 1° de diciembre de 2016.

Del Pozo Artigas, José: *Diccionario histórico de la dictadura cívico-militar en Chile*, LOM ediciones, primera edición, noviembre 2018.

Escalante Hidalgo, Jorge: *La misión era matar. El juicio a la caravana Pinochet-Arellano*, LOM ediciones, 2000.

Escalante J., Guzmán N., Rebolledo J. y Vega P.: *Los Crímenes que estremecieron a Chile: Las memorias de La Nación para no olvidar*, Ceibo Ediciones, Santiago de Chile, 2013.

González, Mónica: *Apuntes de una época feroz. Reportajes y entrevistas en dictadura*, Santiago de Chile, Editorial Hueders, 2015, Primera edición.

Guzmán Jasmen, Nancy: *Romo: Confesiones de un torturador*, Editorial Planeta S. A., Santiago, Chile, primera edición, 2000.

Harrington, Eduardo y González, Mónica: *Bomba en una calle de Palermo*, Editorial Emisión, Primera edición, mayo de 1987.

Hevia, Evelyn y Sthehle, Jan (editores): *Colonia Dignidad: Verdad, justicia y memoria*. Asociación por la Memoria y los Derechos Humanos Colonia Dignidad. Ediciones y publicaciones El Buen Aire S.A., segunda edición, diciembre de 2005.

Lazzara, Michael J.: *Luz Arce: después del infierno*. Editorial Cuarto Propio, Santiago, 2008

Leigh, Gabriela García de: *Leigh: El General republicano. La versión jamás contada*, Ediciones GLG E.I.R.L., Primera edición, diciembre 2017.

Montealegre I., Jorge: *Frazadas del Estadio Nacional*, LOM ediciones, Segunda reimpresión

Rebolledo, Javier: *El despertar de los cuervos: el destino final de los detenidos desaparecidos*, Ceibo ediciones, Santiago de Chile, primera edición, 2013.

Rojas Baeza, Paz: *La interminable ausencia: Estudio médico, psicológico y político de la desaparición forzada de personas*, LOM ediciones, primera edición, 2009.

Salazar, Gabriel: *Villa Grimaldi (Cuartel Terranova). Volumen I. Historia, testimonio, reflexión*, LOM ediciones, primera edición, 2013.

Salazar, Manuel: *Las letras del horror. Tomo I: La DINA*, LOM ediciones, cuarta reimpresión, 2013.

4.3. Armando Fernández Larios

Bonnefoy M., Pascale: *Cazar al cazador: Detectives tras criminales de lesa humanidad*, Penguin Random House.Grupo Editrial S.A., Santiago de Chile, 2018.

Del Pozo Artigas, José: *Diccionario histórico de la dictadura cívico-militar en Chile*, LOM ediciones, primera edición, noviembre 2018.

Escalante Hidalgo, Jorge: *La misión era matar. El juicio a la caravana Pinochet-Arellano*, LOM ediciones, 2000.

Escalante J., Guzmán N.; Rebolledo, J. y Vega, P.: *Los Crímenes que estremecieron a Chile: Las memorias de La Nación para no olvidar*, Ceibo Ediciones, Santiago de Chile, 2013.

Hevia, Evelyn y Sthehle, Jan (editores): *Colonia Dignidad: Verdad, justicia y memoria*, Asociación por la Memoria y los Derechos Humanos Colonia

Dignidad. Ediciones y publicaciones El Buen Aire S.A., segunda edición, diciembre de 2005.

Rebolledo, Javier: *La danza de los cuervos: Tejas verdes, el origen del exterminio en Chile*, Ceibo ediciones, Santiago de Chile, cuarta edición, 2013.

Revista Cien Águilas, Fundada el 25 de abril de 1942, Reg. Propiedad Intelectual Inscripción N° 206.616, Diseño e Impresión Instituto Geográfico Militar.

Salazar, Manuel: *Contreras, Historia de un intocable*, Uqbar Editores, noviembre de 2014.

Verdugo A., Patricia: *Los zarpazos del puma*, Ediciones Chile-América CESOC, 1989.

<www.memoriaviva.com/criminales/criminales_f/fernandez_larios_armando.htm>

<www.elnuevoherald.com/noticias/sur-de-la-florida/article119322673.html>

<https://www.ecured.cu/Armando_Fern%C3%A1ndez_Lario>

<www.eldesconcierto.cl/2017/07/13/lleva-lujosa-vida-en-miami-suprema-solicita-extradicion-de-ex-agente-de-la-dina-fernandez-larios/>

<https://www.theguardian.com/world/2016/dec/06/chile-bombing-extradition-michael-townley-armando-fernandez-larios>

<http://www.puntofinal.cl/559/fernandezlarios.htm>

<https://youtu.be/NyYloDZeGpE>

Otros títulos de la colección

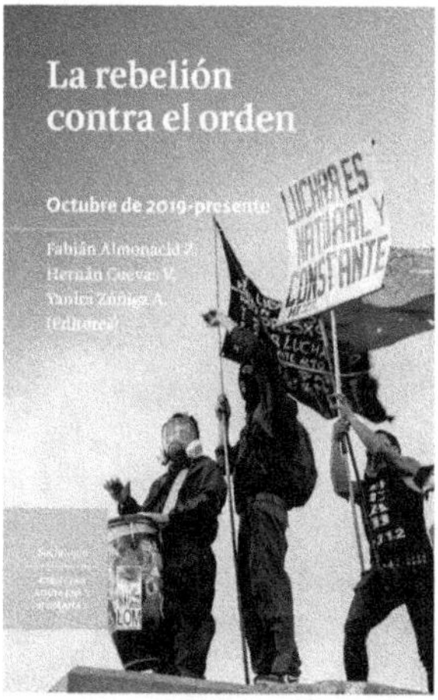

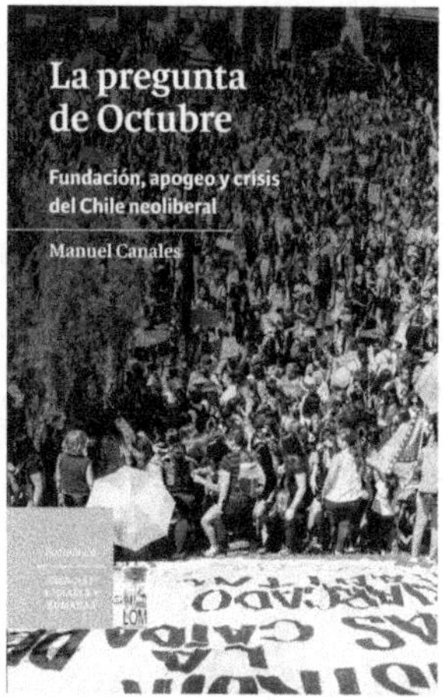

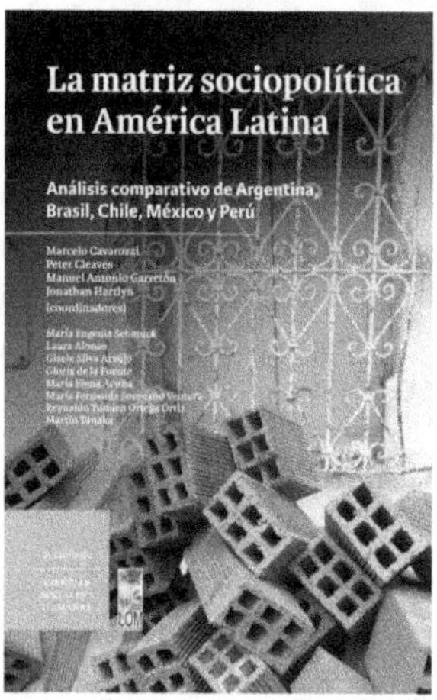

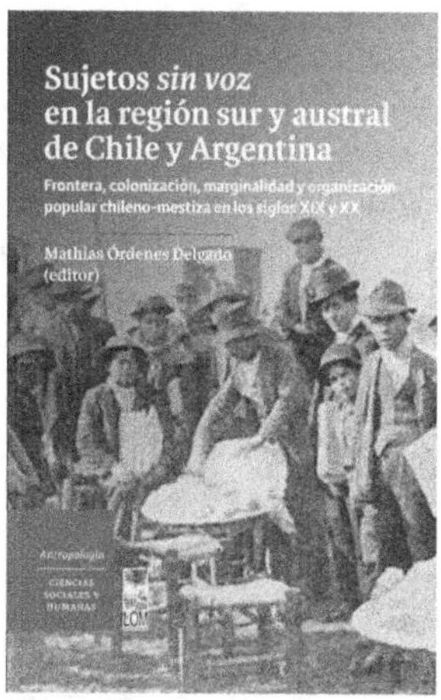

www.ingramcontent.com/pod-product-compliance
Lightning Source LLC
LaVergne TN
LVHW050831051026
849532LV00008B/3223
* 9 7 8 9 5 6 0 0 1 6 7 6 8 *